【訂　正】

183 ～ 185 ページにかけて、「シリコン」が麺類の腰を強くするために用いられている旨の記述をしましたが、これは過去に一部で行われていたことと言われ、現在は添加物の「かんすい」が用いられています。

お詫びして訂正いたします。

著者

食べ方を
変えれば、
健康になる！
人生が変わる！

人は なぜ 食べるのか？

生活環境ジャーナリスト
中野博

食のプロファイラー
渡邉郁

共著

現代書林

巻頭言　一冊の本との出会いが運命を変えることもあります

あなたには変身願望がありますか？

もし、あなたが
もっと頭を良くしたい！
もっと綺麗になりたい！
もっと幸せになりたい！

「今より『良く』なりたい！」という変身願望があるなら、この本はオススメです。
〈食〉とは、漢字にある通り「人」をより「良く」することです。この世でかけがえのない命をもらった〈あ・な・た〉という「人」をもっと「良く」するのが〈食〉なのです。だからこそ、あなたに「もっと良くなりたい！」との変身願望さえあれば、必ずあなたは理想のあなたへと変身できるのです。
一冊の本が運命を変えるという経験を、ぜひあなたにも　味わっていただきたい。

人はなぜ食べるのか？◆目次

プロローグ　〈食〉が秘めた生きることの可能性

第1章

食は「鏡の法則」だから……

第2章 〈食〉の効果は〈心〉が決めている？

第3章

〈食べる技術〉は、出してから入れる！

第4章

「和食の智慧」&おすすめ食材

エピローグ　食品流通のプロ・渡邉郁の警告として

プロローグ

〈食〉が秘めた生きることの可能性

◉美味しく〈食べる〉ことで、人生はもっと楽しくなる！

「何か、美味しいものを食べに行かない？」

「今日は奮発して、ステーキを食べに行こう！」

「ねえ、あなた、何か美味しいものを食べに連れて行って」

「よーし、今夜は焼き肉だ！」

「今日は給料日だ。寿司でも食べに行こう！」

「そろそろ、鍋料理のシーズンだよね」

「美味しいスイーツを、お腹いっぱい食べたいな」

「今度の日曜日には、バーベキューしようぜ！」

「乾杯！　カンパーイ！　さ、盛り上がろう！」

——などなど、私たちは**〈食べる〉**ことをきっかけに、家族が一つになったり、友達と仲良くしたり、デートをしたりします。また、宴会やパーティーなどでも、〈食べる〉ことは欠かせず、より良い店を探して、料理の内容などを決めたりします。

私たちが人生を楽しむ際、〈食べる〉という行為はとても重要な役割を担っているのです。ところが、〈食べる〉ことを真剣に学ぶ機会はあまりありませんので、「なぜ食べるのか？」なんて、考えたこともないですよね。

ただ、お腹や頭が痛くなったり、どこか体調を崩したりすると、ふと食べ物と健康の関係を考えます。どんなものを食べたか、どのように食べたかなどを振り返る——つまり、反省をすることがあります。これはある意味、人間として成長することにもなるのではないでしょうか。

〈食べる〉とは、単に空腹を満たすためや、健康のためや、娯楽のためだけではなく、人間形成にまで影響を及ぼすということなのです。

◉私たちは生涯で何回、〈食べる〉のか？

あなたは生まれてから、何回、食事をしてきたか、考えたことがありますか？

もし、あなたが20歳で一日3回食べてきたとしたら、2万1900回も何かを食べたということになります。

一日3回×365日×20年間＝2万1900回ですからね。

あなたが30歳なら、3万2850回、40歳なら4万3800回、50歳なら5万4750回、92歳になると、10万回を突破します！

あなたも一度、これまでの人生で何回食べてきたか、計算してみましょう。

人間にとって**〈食べる〉**という行為がいかに多いか、気がつくと思います。あなたも考えてみませんか？　あなたが普段行う行為のなかで、「〈食べる〉こと以上に多いものには何があるか？」と――。

それだけ、〈食べる〉ことは、私たちの人生のなかで大きな地位を占めていると言っていいのではないでしょうか。

しかし、ほとんどの人は、〈食べる〉ことの意味を深く考えたりはしません。また、「食べる技術」も「食べる選択力」も学ばずに生きています。

最近になって、ようやく「食育」が広がりつつありますが、30代以上の方は学校で食育を受けていません。私たちと同じ40代以上の人間にとって、〈食べる〉ことに関する教育は親の躾《しつけ》だけでした。

私は〈食べる〉行為には大きく分けて、三つの教育があると思います。

①〈食べる〉ことと健康（身体）の関係

②〈食べる〉際のマナー

③〈食べる〉技術。これには、「食べ物の選択」も含む

これらの三つのテーマを考える前に、そもそも私たちはなぜ、何のために〈食べる〉のかについて、考えてみましょう。

◉〈食べる〉ことには、どんな理由《わけ》があるのか?

私たちは、なぜ毎日、〈食べる〉のでしょうか?

「〈食べる〉ことに、理由なんていらないよね?」と思う方も、一度だけでいいですから、考えてみませんか?

では、お聞きしますよ。

「あなたは、なぜ〈食べる〉のでしょうか?」

いかがですか? この問いに、あなたはどんな答えを思い付きましたか?

私は、五つの理由を思い付きました。

①生きるため! お腹が空いたから?(笑)
②病気にならずに、元気でいるため!
③キレイで、若々しくいるため!
④楽しいから!

⑤好奇心から

まず、「生きるため」とか「お腹が空いたから」というのは当たり前ですが、一番大きな〈食べる〉理由であることは事実ですよね。「病気にならずに、元気でいる」というのもありがちです。しかし、「キレイで、若々しくいるため」という理由はいかがでしょうか？

これは女性に多い理由ですが、最近はアンチエイジングとかダウンエイジングという言葉をよく聞くように、男性の方でも意識して若々しくありたい、キレイで清潔でいたい、とする風潮になっています。

では、「楽しいから！」という理由は分かりますか？

これは家族や友達、仲間同士や恋人と食べるということが、なんといっても「楽しい！」から。この「楽しい！」というのは、〈食べる〉理由では重要ですよね。「家族団欒《だんらん》」という言葉があります。

これは、「家族が集まって楽しく語り合う」という意味で、多くの場合には、食事を介することが多いですね。つまり、〈食べる〉という行為は「楽しく語り合う」最高のレジャー（楽しむこと）なんです。

だからこそ、仲間が集まって宴会（忘年会や新年会、同窓会など）やパーティーなどをするとき、必ずみんなで〈食べる〉じゃないですか！　結婚式だって、披露宴になると食べるし、葬式だって、葬儀の後に食べますよね。

人間同士が集まり、語り合うときには、〈食べる〉という行為はコミュニケーションを円滑にするために重要だからではないでしょうか？

あなたはいかがですか？

まだまだ、〈食べる〉理由はあると思いますし、質問するといろんな意見が出てきて面白いと思います。ぜひ、あなたの周りの友達にも聞いてみてください。

「○○さん、人間はなぜ〈食べる〉のか、知っている？」

私は、この本を書くために、３０００人以上の友人たちに聞いてみました。直接聞いたのは５００人くらいですが、フェイスブックやツイッター、ＬＩＮＥを使って聞いたところ、だいたい私と同じような答えになりました。

私たち人間は生きている限り、ずっと〈食べる〉わけですから、その理由を深く考えることで、何かが変わる可能性があると思います。例えば、頭が良くなったり、肌がキレイにツルツルになったり、身体が頑丈になったり、キレイな体型になったり、痩せたりと、いろんなことが起きるのではないでしょうか。

人間の身体は口に入れる物からでしか栄養を取れないし、細胞も変わりません。だからこそ、「何を食べることが、今の自分にはベストなのか？」をよく考え、選択することが重要なのです。

私たちが口から入れる物のなかで多いのは、①酸素、②水分、③食品です。この三つに関しては、いかに良い物を入れるか、それが重要なポイントになってきます。何せ、これらの物が私たちをつくり上げる材料になっているのですからね。

人間は約60兆個の細胞からできていて、生まれたときから毎日新陳代謝を繰り返し、古い細胞は死に、新しい細胞がつくられているのです。筋肉は60日くらい、骨は90日くらいで生まれ変わっているそうです。

この細胞や筋肉、骨をつくっているのが、あなたが毎日吸っている酸素であり、飲んでいる水であり、食べ物なのです。

◉人は食べ過ぎで、早く死ぬ？

〈食べる〉ことをテーマにした本を、なぜいま書こうと思ったのかと言うと、私自身が食べ過ぎが原因で、死にかけたからなのです。

告白します。私はある時期から太り始め、順調に〝デブ街道〟をまっしぐら。12年ほど前には、体重が75キロを超え（身長165センチなのに）、かなり見苦しい体型に変身してしまいました。

その頃、ジャーナリストとしてデビューしていたので、テレビや雑誌にもよく出るようになりました。テレビや雑誌で自分の顔を見るたびに、「ちょっと肥満気味で、やばいかな」と思っていました。

一方、全国各地に講演に行く回数が多くなったため、外食（飲み会も）ばかりが続くという生活を3年くらい続けていたら、とうとう83キロになってしまった！

白状すると、その当時、心臓が痛くなることが多く、頭痛や胃腸炎などにも悩まされる日々でした。

さすがに、私も「食べ物と健康の関係」を無視できなくなってきました。

しかし、人間というのはなかなか生活習慣を変えられません。83キロを超え、鏡で裸を正視することができないほどの状態にもかかわらず……です。鏡を見てショックなら、体重計に乗ってもショックです。そんな状態にもかかわらず、私はダイエットに踏み切れなかったのです。

そんなときに、親友が末期がんのため、余命1ヵ月と聞き、あわてて彼の病室に見舞いに行きました。ショックでした。私と同じように、まるまる太っていた彼が、げっそり痩せてしまい、髪がなかったのです。

「中野さん、びっくりしたやろ」と言う彼を見て、思わず泣けてしまいました。もう声も出ません。

泣きじゃくる私を諭すように、彼はこう言ったのです。

「中野さん、健康をなめたらあかん。**食べ過ぎ、飲み過ぎは危険**やで。俺を見てみい。これが結論や！　中野さん、がんはどんな漢字か知っているか？『がん』という漢

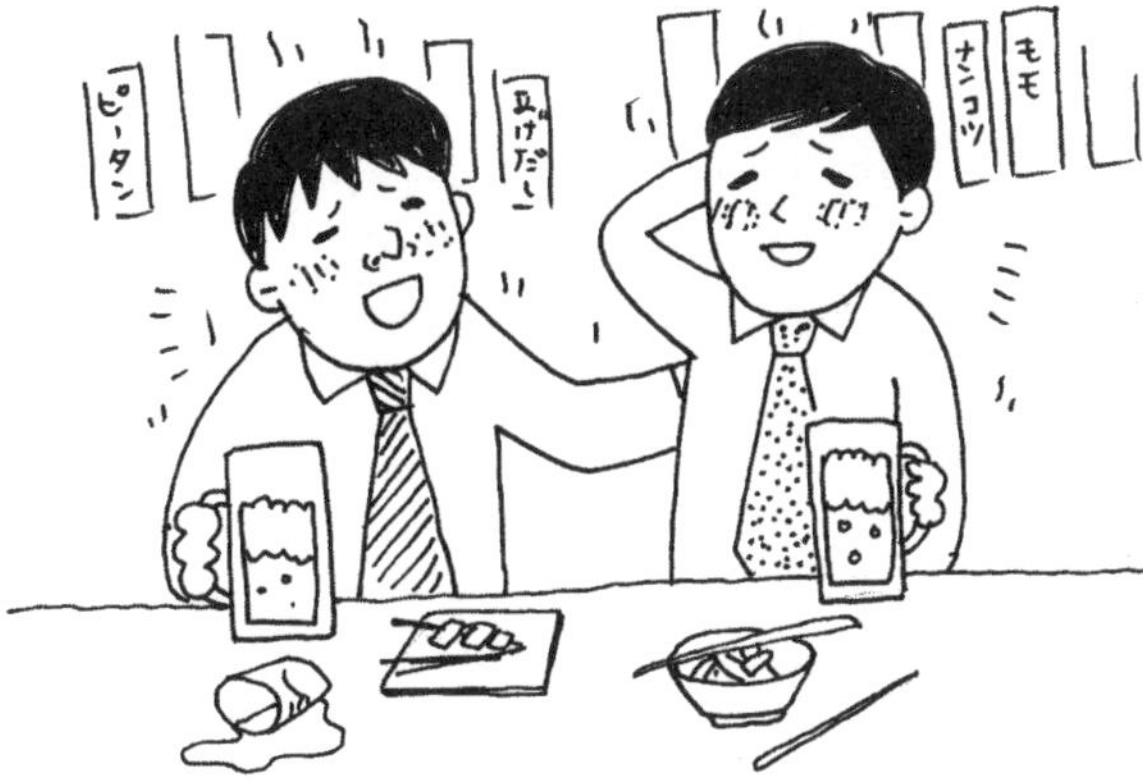

字（癌）は『山のように品』を食べるって書くんや。俺のがんは食べ過ぎや。中野さんも食べ過ぎやろ！　その身体、俺の昔の身体と同じや。太り過ぎやで！　中野さん、俺はもう後1ヵ月もない。もうすぐ、あの世や。頼むから、いますぐダイエットでもして、痩せて俺の分まで生きて、世の中を変えてくれ！」

もう、涙が止まりませんでした。

私は、彼に誓いました。

「よっしゃ、お前の分まで、生きて、生き抜いて、世の中を変えたる！」

その後、10日ほどで彼は天国へ旅立って行きました。

◉医師から宣告された生命の危機

私は、死にゆく親友のアドバイスがきっかけとなり、ダイエットに挑戦することにしました。今から11年前のことです。

当時流行していたダイエットに挑戦して、数キロ減量して満足。しかし、その後リバウンドして、結果として体重は増えました。その後も、こうしてダイエットとリバウンドを繰り返し、ついに85キロを突破！（苦笑）

ある朝、喉に痛みを伴う違和感を覚え、心臓がかなり痛くなったので、生命の危険を感じた私は、勇気を出して病院へ行きました。受付で、「心臓と喉が痛くて、あと頭痛も……」と言いながら、一瞬めまいがして、そのまま倒れてしまったのです。

担架に担がれて救急病棟へ。心電図や血液検査が行われ、医師たちは私の状況を確認。さらに、各種の検査が行われ、数時間後に結論を医師に告げられました。

「このままでは、生命が危険です。すでに、糖尿病患者や狭心症患者の数値より悪く、いつ倒れてもおかしくないのが、中野さんの現状です」

さすがの私も、恐怖で震えました。

「まさか」――。

「先生、どうしたら、いいですか？」とすがる私に、冷静な医師はこう言いました。

「食習慣を変えて、生活全般を見直してください。今の中野さんに必要な薬は出しますが、薬だけでは治りません。本気で食生活すべてを見直してください。そうしないと……」

私は生まれて初めて、生命の危機を本気で感じたのです。

◉私たちが持っている経験や知識を、多くの人たちに伝えたい

さて、ここからが、私が生まれ変わっていく物語が始まります。

この恐怖体験以来、真剣に食生活すべてを変えた結果、私はたった4ヵ月で85キロから62キロまで、23キロの減量に成功したのです！

当時、本を10冊以上出していましたので、出版社数社から「ダイエットの本を出しませんか！」との提案をいただくほどでした。しかし、すべてお断わりし、自分の体

験だけではなく、もっと体系的に〈食べる〉ことと体重の関係や、〈食べる〉ことと健康の関係などを研究することにしました。その上で、いつか本にまとめてみようと思ったのです。

この本は、食いしん坊の私が〈食べる〉ことと健康、〈食べる〉ことと人生を考えるために、真剣に研究し、全世界を取材して回り、学んだことのエッセンスです。

あなたに伝えるために、私は知識不足を補おうと10年以上をかけ、５００冊以上の関連本を読み込みました（そのうち、深く影響を受けた本や、分かりやすいおすすめの本を、巻末に紹介しておきました）。本で学んだ知識を基に、「食」や「健康」、「医学」関連の専門家などを取材してきました。

そして、「食」の流通や製造の裏側まで深く知っている方との出会いも多くありました。私が現在お世話になっている渡邉郁さんもそのお一人で、今回コンビを組んで、〈食べる〉ことについて、今までありそうでなかった本をつくりたいと挑戦しました。

私たちは医者でもなく、栄養士でも、食品科学の専門家でもありません。

しかし、渡邉郁さんは長年、食材卸を仕事にしてきた方です。いわゆる、食材の流通のプロなのです。だからこそ、彼は世の中に流通している食材にはどのようなものがあるのか？　どのような添加物が入っているのか？　世の中のレストランやチェーン店などの外食産業ではどんな食材を使っているのか？　スーパーやコンビニ（中食）ではどのようなものが売られているのか？――そうしたことを知り抜いています。

この私は、環境問題のスペシャリストとして、「目に見えないものをいかに見えるようにするか？」という立場から、人があまり気づかないテーマの解明に取り組んできました。例えば、室内空気汚染問題やシックハウス問題、シックカー問題、さらには結露問題（カビの問題とアレルギー）などで、その成果は20冊以上の書籍として発表してきました。

私は、食材卸のプロとして、食品流通の裏側を知り抜いている渡邉さんとの出会いで、多くの衝撃の事実を知りました。その結果、私たちがお願いして出来上がったプロジェクトが「いのちのたべもの」（詳細は渡邉担当の「エピローグ」参照）です。

昨年、私たち各分野のプロフェッショナルが集まり、協力し合い、今までの日本にはなかった新しいタイプの教育機関を設立しました。その名を「信和義塾大學校」と言います。

この本は、その「信和義塾大學校」2冊目の教科書なのです。本文はすべて、私たち二人が2年以上かけ議論を重ねて考えてきた内容です。食材のプロである渡邉と、探究心旺盛な中野の二人が、本気であなたを救うために書き上げたものです！

信和義塾では、抜本的に〈食べる〉ことについて、考え、議論できる内容を講義として取り入れています。そのために、多くの仲間で、〈食べる〉ことについて真剣に話し合ってきました。

今回は、たまたま私たち二人がこうした形で書籍とさせていただきましたが、「食」は奥が深いので、今後も続編がどんどん出版されるでしょう。

今回、あなたがこの本を手に取ってくれたのも、何かのご縁です。

〈食べる〉とは何か？　ぜひ、あなたも私たちと一緒に考え、より楽しく素敵な人生を歩んでいきましょう。必ず、あなたの「何か」が変わりますから……。

２０１５年2月吉日

信和義塾大學校・創設者　中野　博

「プロローグ」のワーク

Q1

あなたは、これまで何回〈食べ〉てきましたか？
ざっくりでいいので、計算してみましょう！

Q2

あなたは、なぜ〈食べる〉のでしょうか？
あなたの考えを、書いてみましょう。

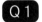

Q3

これまで〈食べてきた〉食事で、あなたの「ベスト3」は何ですか？　最高に美味しかった食事や、楽しかった食事会を思い出して、書き出してみましょう。

第1章

食は〈鏡の法則〉だから……

食べてきたものが、あなたの現状を映し出す！

英国には、「You are what you eat」ということわざがあります。「今のあなたは、これまであなたが食べてきたものでできている」という意味です。これが、私たちの考える**「食は〈鏡の法則〉」**なのです。分かりやすく説明してみましょう。

まず、身体的に見れば、人間の細胞は2ヵ月くらいで新しくなると言われているので、あなたがこの2ヵ月間で食べてきたものが材料となって、あなたの身体がつくられているということです。

ここでいう身体のなかには脳細胞も入るので、あなたが頭を良くしたいと思えば、いかに頭が良くなる食べ物を選んで食べるかが重要なことになるのです。

医学書などによると、人間の身体は約60兆個の細胞で出来上がっており、日々、新陳代謝が行われています。あなたの身体をつくっている細胞は古い順に死に、それに代わってあなたの食べたもので新しい細胞がつくり出されているのです。

脳細胞や内臓、皮膚などは30日以内に生まれ変わり、筋肉は約60日、骨は約90日で生まれ変わるといいます。この細胞や筋肉や骨の元になっているのは、あなたが吸った酸素や飲んだ水分、食べ物というわけです。

例えば、あなたが受験勉強や資格試験に合格するために、一生懸命勉強をしているとします。しかし、あなたが食べているものが悪ければ、脳細胞に栄養が行き届かず、学力にも限界が訪れてしまいます。気力や体力が衰え、勉強が持続しない可能性もあります。

〈食べる〉ものが悪ければ、頭は良くなりません！　それどころか、悪くなります！　脳細胞をつくり上げるのは、あなたが〈食べる〉ものなのです。

スポーツでも同じです。あなたがスポーツで良い結果を出すためには、一生懸命練習して頑張りますよね？　しかし、食べているものが悪ければ、しなやかで頑丈な身体をつくるために必要な栄養が行き届かず、新陳代謝のたびに細胞はどんどん悪くなっていくばかりです。

つまり、**〈食べる〉ものが悪ければ、身体は強くならず、スポーツで結果を出すこ**

とはできません。

食べたものこそが脳細胞をはじめ、他のあらゆる身体の細胞をつくります。したがって、より安全で身体を良くする食材を正しく食べる必要があるのです。重要なことなので繰り返します。

今、あなたが食べた物が、２ヵ月後のあなたをつくるのです。

健康でキレイでいたい、頭をもっと良くしたい、身体をもっと強くしたいという願いがあれば、いい加減に食べる習慣など怖くてできなくなるものです。

だから、食べることの意味をしっかり学ぶと、私たち人間は食材の選択、調理方法、食べる時間帯など、いろいろな注意点に気がつくものなのです。

食べ方は、あなたの知性を映し出している！

では、「You are what you eat」の意味を、別の視点からも説明してみます。

ことわざには、必ず深い教えがあります。それを私たちなりに考えてみました。そ

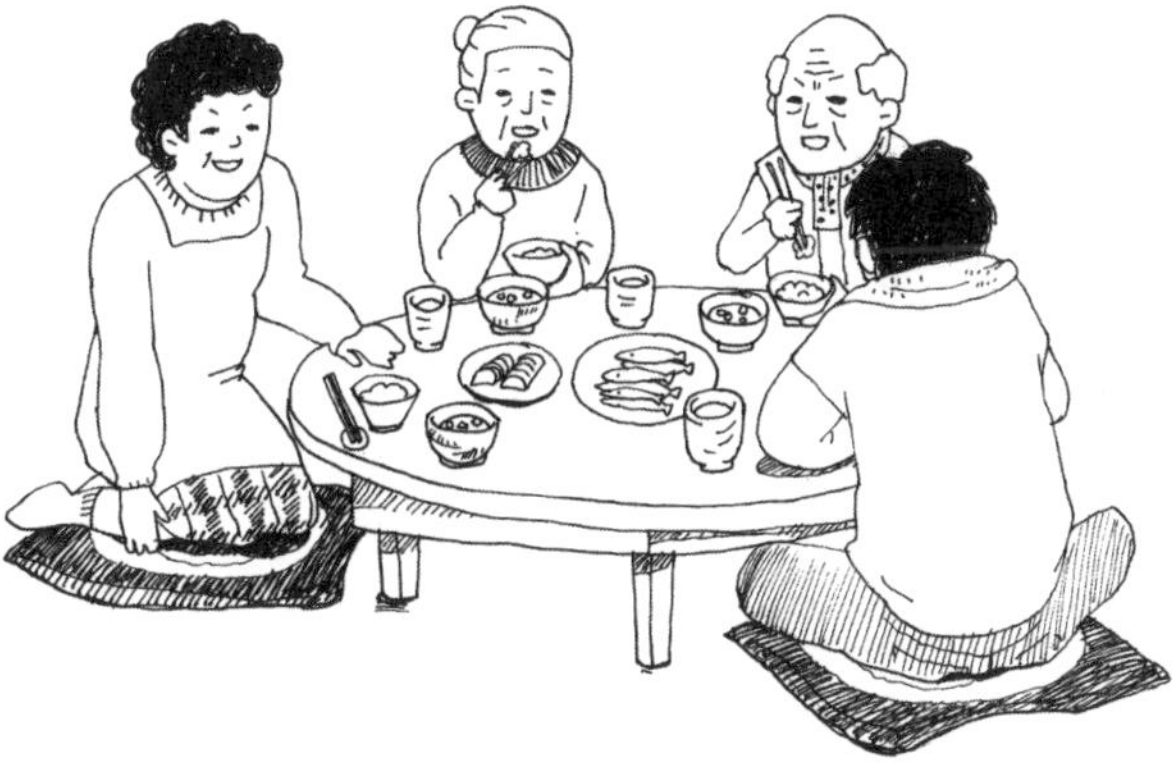

の答えがこれです。

「あなたの食べる姿勢を見れば、あなたの知性と教養が分かります！」

紳士淑女の国・英国のことわざです。気品とマナーを重んじる国民性から判断すると、精神的なことを伝えているのだろうと解読できるのです。いかがでしょうか？

例えば、あなたの目の前にいる方が行儀よく姿勢を正しく、しかも美味しそうに食事をしていたら？「素敵な方だな」と感じますよね。

これに対して、行儀も姿勢も悪く、あごを手で支えながらまずそうに、しかも音をたてて食べていたら？きっと、あなたは不愉快に感じると思います。

　極端な例を挙げましたが、食べ方によってそれだけ知性と教養（品格）を他人に見抜かれてしまうものなのです。あなたを育ててくれたご両親は、子どものあなたに食べ方について厳しく躾けたと思いますが、なぜでしょう？

　食べるときのマナーや姿勢こそが、将来、あなたが成功するか否か、あなたが世の中で活躍できるか否かの決定的な要素だからです。

　躾という漢字をよく見てください。「身を美しくする」と書きます。親は子を大切に思い、将来一人前になったとき人間として美しく育つために、あえて厳しく躾けるのです。特に、人は食事をしている姿から品性を判断されがちです。

　例えばデートのとき、相手をチェックするポイントとして、食べ方とか食べている雰囲気というものが重要になってきます。みんなで会食しているときにも、その人の食べ方で「お里が知れる」「育ちが分かる」といった言い方をします。それほど食べ方は、人に与える印象が大きいのです。

　社会人になると、食べ方や食べているものが出世の分かれ道になることもあるので、気をつけていただきたいと思います。

食べているもので、その人の育ちや品格さえも分かる！

「私は何でも食べます。好き嫌いはありません」

よく聞く言葉です。しかし、このセリフが通じるのは、世界でも日本だけだということをご存知でしたか？　私たちは「好き嫌いをしてはいけません」と親や先生など人生の先輩方から躾けられてきたので、かつての日本では常識でした。

では、今の時代はどうでしょうか？　もちろん、今までの教えが間違っていると言っているわけではありませんが、この「好き嫌い」には理由があると思うのです。

私たちも「好き嫌いをしてはいけない」と躾けられてきたので、これまでは疑問にも思っていませんでした。しかし、世界中で仕事をしていると、いろいろな方たちと会食をする機会が増えます。すると、相手に「好き嫌い」を明確に言うことが重要であることも分かってきました。

あなたが、どこで生まれ、どんな親に育てられ、どのような〈食〉の体験をしてきたか？　それによって、あなたには好きな食べ物や、嫌いもしくは苦手な食べ物ができるでしょう。例えば、こんな好みがありますね。

・味付けは濃いほうが好きか、薄めが好きか？
・味噌汁は、赤味噌か白味噌か？
・コロッケにかけるのは、醤油かソースか？
・刺身には、ふつうの醤油か、たまり醤油か？
・うなぎは、蒸したものが好きか、焼いたものが好きか？

人には、育った環境や個人の体験によって好き嫌いがあることを、最近になって理解できるようになりました。

これにはアレルギーの問題もあります。最近では日本でも、アレルギーの問題が理解されるようになり、学校給食でも「好き嫌い」が堂々と言えるようになりましたが、20年以上前は無理やり食べさせられていました。

現在では、「食べる」ことにおいて、社会全体が人の好みに気を使い、優しくなりつつあると思います。

ここで、世界的な観点で「好き嫌い」について考えてみましょう。

例えば、正統派ユダヤ教徒は豚肉を食べず、エビやタコや牡蠣なども食べません。正統派ヒンズー教徒（インドやネパールなど15億人以上）は牛肉を食べないベジタリアンで、正統派イスラム教徒（世界人口の3分の1にあたる25億人以上）は豚肉やうなぎ、イカなどを食べず、アルコールも口にしません。モルモン教徒に至っては、お酒やコーヒーを飲まず、「ビーガン（Vegan）」と言われるほど徹底したベジタリアンが多いのです。

このように世界各地に〈食物禁忌〉（食べるもので、避けるべきとされる習慣や戒律）、食のタブーがあります。これは宗教だけではなく、地方の習慣や先人の教えを受け継いできたものなので、良い悪いの判断ではなく、掟として禁じられているのです。

グローバル時代の今日、私たちの周りにはさまざまな国や地域の出身者がいます。海外旅行先で、現地の方が行くお店に行ったり、ホームステイをしたりすると、この点に驚くことがあります。

そんな場合、〈食〉とは生きざまであり**〈鏡の法則〉**であると理解していただきたいのです。あなた自身で考え、判断して、実行することがあなたの知性なのですから。

〈食〉で治せないものは、医でも治せない！

紀元前5世紀、西洋医学の父と言われるヒポクラテス（ギリシア人）は、人々に「**食をして薬となし、薬をして食となせ**」と教えていたそうです。意訳すれば、「食で治せないものは、医でも治せない」ということになります。

風邪を引いてすぐに薬を飲んだり、少しくらい具合が悪いからと病院に頼ったりするのは間違っている、ということなのです。

ここで考えてみてください。紀元前5世紀の時代の教えが今でも残っているとは、凄いことです。それだけ、時代を超えて受け継がれてきた真実であると言えるのです。

日本の名医と言われた方のなかには、このようなヒポクラテスの教えを、現代人に対して教訓として広めている方もいます。

順天堂大学医学部の教授で、免疫学の世界で有名な奥村康さんは『健康常識はウソだらけ』（WAC）という書籍で、健康の秘訣について次のように断言されています。

①病院へは行くな！
②薬を飲むな！
③健康診断は受けるな！
④激しい運動はするな！
⑤よく笑え！

いかがでしょうか？　その辺のオヤジがこの発言をしたら、「馬鹿じゃないの!?」と言われかねません。しかし、この発言は、日本の医学の権威でもある教授がしたものです。信頼しないわけにはいきません。

たまたまテレビでこの発言をする奥村教授を見て、私たちは感激しました。奥村先生、よくぞ勇気を持ってテレビで発言してくださいました！　そんな思いでした。

私たちはすぐに書店で奥村先生の本を入手して熟読、より多くの気づきを得ました。この本をつくり上げる際にも大いに参考にさせていただきました。

奥村先生こそ、現代のヒポクラテス！　そう申し上げても過言ではありません。

〈食べる〉ことは治すこと。〈医食同源〉という教え

ヒポクラテスの「食で治せないのは、医でも治せない！」という教えは、西洋社会では廃れてしまったようですが、東洋社会では今でも生きています。

インドや中国、日本では**〈医食同源〉**として、食と薬を同源とする思想が継承されています。特にインドでは、アーユルヴェーダ（インドに数千年前から継承された自然医学）として体系的に実践・継承されています。また、中国でも伝統医学として、食生活の改善が治療の筆頭となり、漢方薬として親しまれています。

さらに、アジア各国では〈薬膳〉、つまり薬効のある料理として、今もさまざまな形で継承され、食卓に並びます。例えば、インド、中国、日本の３ヵ国で愛用されて

いる生姜《しょうが》は身体を温めるだけではなく、体内の毒素を出す作用（デトックス）が高いことから、長い歴史の中で継承されています。

この効果を西洋人のシェフたちも知るところとなり、今では西洋料理にも使われるようになっています。西洋医学の父ヒポクラテスの教えを東洋の料理人から学び直し、西洋料理に戻っていくようになりました。

〈食〉とはそれほど奥が深く、思考力が問われ、知性が試されるものなのです。

なぜ、「いただきます」と言うのか？

日本人は、誰もが食事の前には「いただきます」と手を合わせて、挨拶をします。

あなたはなぜ、「いただきます」と言わなければならないのか、考えたことがありますか？　そもそも「いただきます」の意味を理解できますか？

いったい何を「いただく」のか？　一度考えてみてください。

「いただきます」の「いただく」とは、神様にお供えしたものを食べるときや、地位の高い方から物を受け取るときに、頂（いただき　頭の上）にかかげたことから、「食べる」「もらう」の謙譲語として、「いただく」が使われるようになったことに由来します。

やがて、食事を始めるときに「いただきます」と言うようになり、食前の挨拶として定着しました。食前、食後の合掌《がっしょう》（手を合わせること）は、毎日のことであるだけに、感謝の心を養うために大きな働きをしているのです。

何を「いただく」のかというと、**〈命をいただきます〉**ということなのです。米、麦、肉、魚、野菜、果物など、いろいろなものを食べますが、それは、それらのものの「いのち」をいただいて、自分の「いのち」を養っているのです。

食べるという行為は、たくさんの人々のおかげによっていただけるのであり、生かされているのです。

食事のときには「おかげさま」を喜び、すべてに命が宿る料理の材料に「ありがとう」の感謝の気持ちから合掌し、食前食後の言葉を唱えてきました。そうした多くの命をいただいて、私たち人間の命は守られているのです。

なぜ、「ごちそうさま」と言うのか？

「ごちそうさま」を漢字で書くと、「御馳走様」です。

昔は今のように冷蔵庫もスーパーマーケットもありませんから、食材を揃えるのは大変なことでした。「馳走」は走りまわるという意味で、食事を出してもてなすために人々が奔走する様子を表わしています。

やがて、丁寧語の「御」をつけた「御馳走」にもてなすという意味が含まれるようになり、贅沢な料理を指すようにもなりました。

そして、いろいろ大変な思いをして食事を準備してくれた方への感謝を込めて「様」がつき、食事の後に「御馳走様」「御馳走様でした」と挨拶するようになったのです。

私が経験した世界45ヵ国でも、一部の宗教的儀式を除いてほとんど「いただきます」「ごちそうさまでした」と言う国はありませんでした。

だからこそ、翻訳ができないのです。

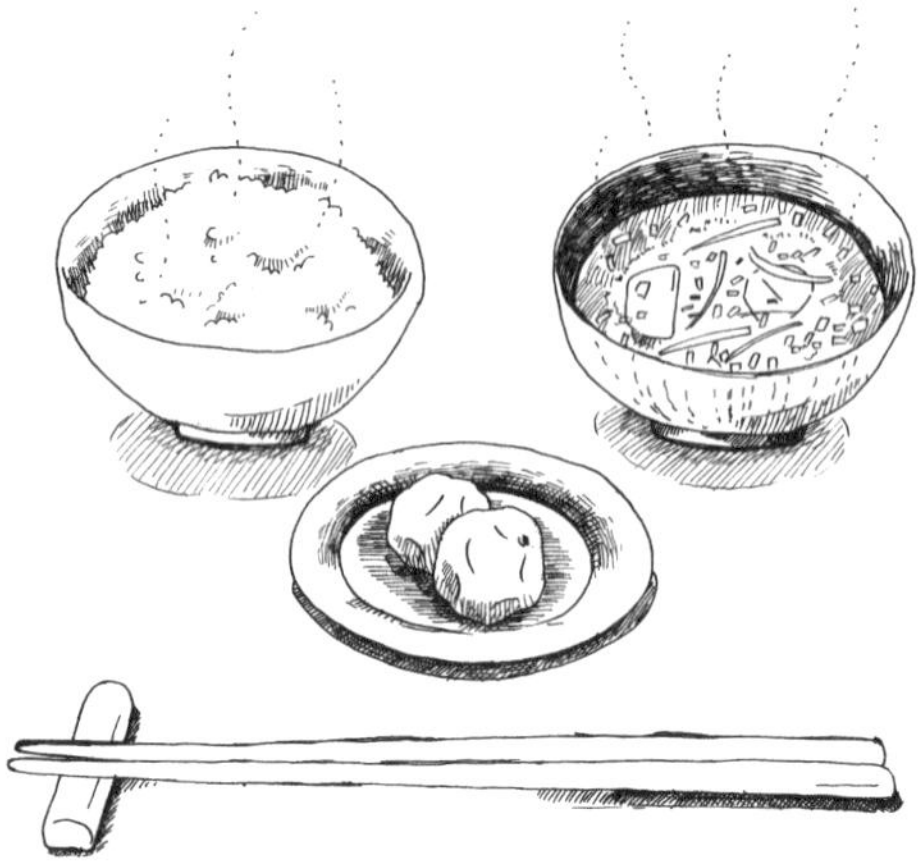

この点で、日本人はどんなものに対しても敬う気持ちを抱き、感謝をする国民なので、食事の際に「いただきます」「ごちそうさま」と言ってきました。これほど知性が高い日本人――誇りに思いませんか？

「食べる」とは、多くの奇跡の連続だと思います。だからこそ、日本人は独特の感性で「食べる」ことにこだわり、知性を持って「食文化」を育ててきました。やがて、それが「和食」として世界でもっとも注目される料理となり、その結果、２０１４年に世界遺産にも選ばれました。

日本人が受け継いできた食文化が世界で認められた――それもまた、〈**奇跡**〉と言えるかもしれません。ここからはあなたの知性をさらに磨くために、〈奇跡〉とは何かを考えていきましょう。

「ありがとう」は〈有り難きこと〉。奇跡への感謝

日本語は奥が深く、例えば漢字でも、平仮名で見るとほとんど意味が分からないことが多いものです。「ありがとう」も、平仮名ではその意味がピンとこないですよね。しかし、「有難う」と漢字を入れて書くと、語源である**〈有り難きこと〉**、つまり奇跡的な出来事という感じがします。

この〈有り難きこと〉が、人間の生きていく上でどんな形で表れているのか、少し考えてみましょう。

まずは、私たちの身体の中にある細胞についてです。

人間の身体の中には、奇跡的な素晴らしい装置が備わっています。その代表例がアデノシン三リン酸（ＡＴＰ）です。このＡＴＰをつくるために、細胞のミトコンドリ

アの中には、クエン酸サイクルという精密装置がついています。

およそ60兆個の細胞一つ一つに数十個から数百個のミトコンドリアがありますから、その総数は膨大で、しかもそのすべてが１０００分の１ミリサイズです。

この神秘的機能を完成させるのに、自然がどれほどの歳月を費やしたかは想像もできません。これと同じものを人工的につくろうとすれば、世界規模の資金を投入しても不可能ですし、人間の歴史でそれができた人はいません。だから、自然の働きは偉大なのです。

しかも、このＡＴＰは毎日24時間休むことなく、一人一人の命を守り、体温を保ち、歩くことや話すことのすべてを可能としてくれているのです。

あなたの身体の中でも、この奇跡が毎日起こっています。だからこそ、毎朝起きたときに、あなたの身体の中にあるすべての細胞に感謝すべきなのです。

さらに言うと、私たちの身体中に張り巡らされている血管（10万キロ）や遺伝子ＤＮＡの総延長距離（１０８０億キロ）も、人知を超えた天文学的数値なのです。

奇跡とは、眼が不自由な人が見えるようになることや、足が不自由な人が歩けるようになることだけではありません。音が聞こえ、話すことができ、色彩の違いが分かり、毎日食事ができ、心臓が鼓動し続けることなど、すべての日常生活そのもの、そう、**〈生きていること〉そのものが奇跡**なのです！

だからこそ、「有り難う」は、日常の〈有り難きこと〉、通常ではありえない奇跡が起きていることへの感謝の言葉なのです。

あなたは毎朝起きたとき、自分の身体に感謝する気になりましたか？　あとはあなたにお任せします。よく考えてみてください。もし、この世に神様がいたとしたら、毎日感謝する人間と感謝しない人間、いったいどちらを大切に思われることでしょうか？

あなたが神様なら、どうしますか？

自然の恵みにも感謝が必要！

あなたは毎朝起きて外を見たとき、太陽に挨拶をしますか？

「ありがとうございました！」と太陽に向かって、手を合わせていますか？

これは日本人が昔から大切にしてきた習慣であり、人生で成功する人たちが毎日行っている重要な習慣なのです。

著者である私たちは会社経営を行う立場でもあるので、朝が来ることにも感謝し、太陽が出ていなくても感謝します。なぜなら、この世に太陽があって、雲があって、雨が降ってくれるからこそ、自然の恵みを受けられるのですから。

経営をするのが仕事である私たち社長職は、すぐに一つ一つの有り難さを数字に代えて計算してしまいます（笑）。

例えば、太陽の恵みはいくらか分かりますか？　太陽が無料でくれる光や熱を、ガスや電気で代用しようとしたら、一人当たり一日にいくらかかるでしょう。おそらく一人1億円では足りないでしょう。

地球上にある大地のレンタル料は、世界中の地代を合算すれば分かります。もともと大地は、その辺の地主のものでも不動産屋のものでもありません。生命体としての地球（ガイア）がつくり出し、統治しているのです。

では、空気の代金はいくらでしょうか？　スキューバダイビングをやる方はお分かりでしょうが、潜水用の空気ボンベを借りると、40分で数千円します。

次に、水の料金ですが、高価過ぎて算出できません。私たちが水道局に支払っているのは輸送料だけで、H_2O（水）の価格ではありません。人工的にはわずか一日、人類を賄うほどの量さえ、人間は自分の手でつくり出せないのです。

他にも食料、エネルギー、建築資材、そして微生物を生かして処理にあたらせている生ゴミから糞尿に至るまで、さまざまな経費がかかっています。

しかし、私たち人間は1円も払わずにまるで自分一人で勝手に育ったかのように振る舞っています。

よく考えてみましょう。結局、私たち人間は自然界、つまり地球の恵みがなければ、この地上に誰一人として生きてはいけないのです。

これが、あなたも私も、みんなが知らなければならない真実です。だからこそ、せめて毎日、自然界に、地球に、感謝をする習慣だけは人として持ちましょう。

こうした心配りの積み重ねによって、〈運がいい人〉として成功者になったり、幸せな出会いに恵まれるようになったりするのです。

これも、あなたの人生を煌《きら》めかせる知性として覚えておいてください。

〈食卓縁起《愛のリレー》〉に感謝できる知性を身に付けよう！

あなたの目の前に一匹の秋刀魚《さんま》があります。この秋刀魚に関わった人は、いったい何人いるでしょうか？

このテーマについて、江戸時代の儒学者である貝原益軒が84歳のときに著した『養生訓』（人が健康を保ち、幸福で長生きするための指南書）に、〈食べる〉ときには、「五思」という五つの思いをめぐらせて、感謝しようと書いています。

その「五思」とは、次のようなものです。

① （自分のようなものへ）食を与えてくださった人に深く感謝すること。

② （自分では食べ物が作れないのだから）農業、漁業など生産者の苦労に深く感謝す

ること。
③（立派な行いもしていない、たいして徳もない）私が美味しいものを食べられることへの幸せを感じること。
④（世間には自分より困った人や貧しい人がいるというのに）自分がこうして十分に食べられ、餓えて死なずにすむことに感謝すること。
⑤大昔は五穀（米、麦、粟、豆、きび）が採れず、草木も根や葉を食べて飢えをしのいだことを忘れてはいけない。

『養生訓』が書かれたのは300年前なので、この「五思」を実感できる人は少ないかもしれませんが、ポイントは**〈食べる〉ことへの〈感謝〉**なのです。

ところで、質問の答えは分かりましたか？　あなたの食卓に並ぶ一匹の秋刀魚に、どれほど多くの人々の気持ちと努力があるのか？　そして、自然界の念《おも》いが込められているのかを、考えたことがありますか？

秋刀魚の漁に出かける漁師さんは、「板子一枚下は地獄」という非常に危険な海上で仕事をしています。この漁師さんたちがいなければ、秋刀魚はあなたの目の前には並びません。

その前には、秋刀魚を獲るために必要な各種の道具を作った会社や個人の努力もあります。道具は、大きいものは船から、小さいものは釣り針まで、その一つ一つに生産者とその家族の生活が関わっています。それは、獲れた秋刀魚をあなたの元へ届ける輸送業者や市場関係者にも、同じことが言えます。

これだけ長い時間と多くの人々の手間を経て、秋刀魚はあなたの食卓に並ぶのです。これも奇跡だと思いませんか？　大まかにみて10万人以上。10万人以上の人々の誠意と努力があって、やっとあなたはこの秋刀魚を食べることができるのです。

秋刀魚一つとっても、これだけ多くの方々がご縁でつながっていることがわかります。こうしたご縁の間には、残念ながら事故で命を落とす人もいますし、採算に合わなくても販売する人もいます。

秋刀魚だけでもこういう状態ですから、食卓に並ぶいろいろな品々には、限りのない人々の勤勉さと、喜んでもらいたいという生産者らの強い念いが込められているのです。

このように、無数の人々の熱意と努力で多くの食材は調達されており、これらを料理することで、私たちの前に食べ物として登場します。しかし、私たちは毎回の食事をこのようなことも考えず、まるで何事もなかったかのように当たり前に食べて過ごしてきました。

何気ない人生の一つ一つの場面が、人々の無限の**〈愛のリレー〉**というネットワークで成り立っているのです。これを私たちは**〈食卓縁起〉**であると、信和義塾大學校の帝王學講座で徳山先生に学びました。今こそ、なぜ〈食べる〉のかを考えるためにも、この〈食卓縁起〉を胸に刻んでいただきたいと思います。

禅寺では、食事も修行の一つだそうです。私たちはそこまではないものの、やはり感謝を持って美味しくいただきたいものです。

〈食べる〉とは、たんに空腹を満たすためや、健康のため、娯楽のためだけではなく、人間として成長するためのものでもあるのです。

「第１章」のワーク

Q４

〈食は鏡の法則〉（身体編）と知り、あなたが〈食べるもの〉について、どのように気をつけるのか？　書いてみましょう。

Q５

〈食は鏡の法則〉（精神編）と知り、あなたが〈食べる姿勢〉について、どのように気をつけるのか？　書いてみましょう。

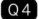

Q6

この章で、〈健康生活のゴールデン・ルール〉をご紹介しました。あなたは下記の中で、どれを実行しますか？

①病院へは行くな！　②薬を飲むな！
③健康診断はするな！　④激しい運動はするな！
⑤よく笑え！

Q7

「いただきます！」をする理由と、「ごちそうさまでした」をする理由を人に言えますか？　何と言うか、ここに書いてみましょう。

Q8

あなたが食べている「ワカメと豆腐入りの味噌汁」には、できるまでに何人くらいの人が関わっていると思いますか？ ざっくりでいいので、計算してみてください。

Q9

この章を読んで、あなたが実行してみようと思ったことは何でしょうか？　書き出してみましょう。

第2章

〈食〉の効果は〈心〉が決めている？

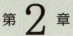

食べたカロリーより、心のあり方で差がつくのはなぜ？

自動車も鉄道もなかった江戸時代。江戸から長崎まで歩いて行くと、30日くらいはかかったそうです。この江戸と長崎の間を、坂本龍馬はいったい何回往復したと思いますか？

「坂本龍馬記念館」（高知市）の各種資料によると、龍馬は33年の生涯のなかで地球を1周以上しているのです、凄いことですよね。もちろん、龍馬だけではなく、吉田松陰たちもみんな、それをやっているのです。

龍馬の時代には、今ほど食材は豊富ではなく、栄養面に関しても、カロリーに関しても、今ほど豊かではなかったはずです。当時の文献などを紐解くと、「一汁一菜《いちじゅういっさい》」ということも多かったようです。

つまり、たいしたものを食べなくても、医者もクスリもサプリメントもなくても、健康で元気で、しかも活気があったのです。

信和義塾大學校・帝王學講座の徳山教授はある日、私たち塾生に「あなたたち現代人は、文明の発達によりいかに多くのものを失ったか、分かりますか？」と質問されました。

みなさんも、考えてみてください。今の私たちは、江戸（東京）から長崎まで（約1250キロ）歩いて行くなんてことは、思いもつかないですよね。

では、問題です！

Q「自動車や鉄道、飛行機といった交通機関（文明）の発達により、私たちは何を失ったのでしょうか？」

できれば、一度ここで目を閉じて考えてみましょう。

体力でしょうか？　もしかしたら、龍馬よりも体力では優っている方もいるでしょうね。

脚力でしょうか？　アスリートや長距離ランナーなら、龍馬より強いかもしれないですよね。

文明の発達でいったい、私たちは何を失ってしまったのでしょうか？

分かりましたか？

そうです。〈**気力**〉なのです。

気力があったからこそ、できたのです。「江戸まで歩いて行くぞ！」という気力なのです。

〈氣〉とは心のエネルギー

この〈**気力**〉というのは、精神的領域のものなので、食事や身体を鍛えるだけでは強くなりません。確かに、良質な食事や適度な肉体のトレーニングも重要だとは思いますが、〈気力〉に基づく、やる気、元気がなければ、江戸と長崎を歩いて行くなんてことはできないですよね。
「時代が違うよ！」との声も聞こえてきそうですが、できないことは事実。時代が違うことで、〈気力〉が衰えているのではなく、時代が進むことで科学技術が進み、文明が発達します。

文明の発達により、人間にとって重要な〈気力〉が衰えているとすれば、それは果たして人間にとって良いことなのでしょうか？

現代のような交通機関がない江戸時代の人たちからすると、私たちを「無気力な人間」と見下すかもしれません。だって歩けないのですから（笑）。

この無気力というのは、身体は頑丈なのに〈気力〉を失っている状態をいいます。「最近、やる気が出ないよ」「今日はやる気がないな」……こうした無気力が進むと、〈滅気〉となります。つまり、気が滅入る状態です。ここまでは、薬なしで治せますよね。なぜなら、精神的領域、つまり気の持ちようですから。

そもそも、**「気は心のエネルギー」**と言えるほど、強いものであり、目に見えないけれど、重要な力です。

体力には年齢、食べ物、運動量などで一定の限界がありますが、〈気力〉、つまり究極の精神力は、物理的な制限を受けません。年齢にかかわらず、何十倍、何百倍に増やすことができます。「本気」「やる気」「勇気」によって、生涯増強させ続けることができる命の最終資源なのです。

私たちはこの〈氣〉の力、つまり〈気力〉を普段から何気なく使っていますよね。

ここで、私たちが徳山教授から学んでいる「気の学問」について、少しご紹介しましょう。

気の力が元の状態であることを**「元気」**と言います。これに対して、「気」が病むことを「病気」と言いますよね。

あらためて「病気」という漢字に込められたメッセージを解読すると、日本人というのは凄い頭脳を持っているなって感心します。決して「病肉」とも「病身体」とも言わず、「病気」と言う。

だからこそ昔から、「病気なんて気のせいだよ」と言うのです。

現在の日本では、病気になると、病院へ行ったり、薬を買ったりして、安易に治そうとします。これによって、気が滅入るうつ病をはじめ、各種の精神的な病に苦しむ人が増えている気がします。

みなさんの周りではいかがでしょうか？　無気力な方はいませんか？　気、つまり心が病んでいる人はいませんか？

もし、気（心）が病んでいる場合には、病院や薬では治りません。

名医はなぜ、「薬は飲むな！」と言うのか？

前出・奥村教授は『健康常識はウソだらけ』の中で、こう言います。

「同じ免疫学者の安保徹さんもその著作で『薬はできるだけ飲むな』と主張していますが、安保さんや私のような考え方は別に特殊なわけではありません。むしろ、それが（薬を飲まないこと）正論なのです」

さらに、本書の中で、アメリカの大学で医学部長などを歴任した方が、医師のための心得として教育や診療の場で試し、実際に臨床上役立つものを４２５のルールにまとめた『ドクターズルール４２５』（クリフトン・Ｋ・ミーダ編）を紹介しつつ、こうも言っているのです。

「・可能ならすべての薬を中止せよ。

・投与する薬の数は最小限にせよ。

・特定の臓器に特異性のない薬は存在しない。すべての薬の効力は全身に及ぶ。
・老人のほとんどは、服用している薬を中止すると体調が良くなる。

日本人の多くは、病気になって医者にかかると、何か薬をもらわないと不安になるようです。そして、もらった薬を飲んでいれば、病気が治るかのように思っているのではないでしょうか？

その薬が効果があるということは、それだけ強い作用があるわけですから、それだけ副作用もあるのです。長い間飲み続ければ、身体に負担をかけるのは確かです」

いかがでしょうか？

この一言で、私たちは〈気〉が病んでいるのに、薬を飲んでいれば解決すると考える日本の現在の習慣を恐ろしく感じました。

奥村教授は、こうも書いています。

「薬を飲むほど、病気が治りにくく、危険が高くなる。コレステロールの薬については、コレステロール数値は下がっても、認知症や寝たきりになる危険性が高くなります。（中略）また、降圧剤を慢性的に飲んで血圧を下げると、血流障害を起こすので、脳の血流障害に結びついたり、末梢の循環障害が起こって、身体が冷え、低体温になり、活力もなくなり、ふらつきが出たり目に影響を与えることにもなりかねません。また、血流障害によって、認知症になる危険性が高くなります」

この症状はまさに、私（中野）が11年前に倒れたときに経験したことなのです。

身をもって分かった！「病は気から」

当時の私（中野）は、血圧も高過ぎましたし、尿酸値をはじめ、あらゆる数値が高かったので、薬をまるでカクテルみたいにたくさん飲んでいたのですが、気分が悪くなった経験が何度もありました。

かつては、薬を飲めば治ると信じていましたが、薬って、美味しくないし（笑）、飲んだ後に気分が悪くなることも時々あったので、飲み始めて半年の段階で、担当の医師に質問したのです。

「先生、いったい、私はいつまで、薬を飲み続ければいいのでしょうか？」

すると、医師はあっさりとこう言いました。

「中野さんの場合には、一生飲み続ける必要があります」

「えっ！　一生ですか？　そんなにひどいのですか？　効果があるのですか？」

うろたえながらも、引き下がる私に対して、担当の医師が耳を疑いたくなる発言をしました。

「中野さん、医師としてではなく、一人の友人として聞いてください。もし、中野さん自身が『もう大丈夫！』と感じるほど良くなったと思えば、薬は止めてもいいと思います」

担当の医師はさすがに周りに気をつけながら、小さな声でこのようにアドバイスしてくれました。しかし、目が真剣でしたので、本音かなと感じて、私は、薬をやめ、病院へも行かなくなりました。

あれから10年以上も経ちますが、私は風邪一つひかないほどパワフルに生まれ変わりました。

確かに、薬や病院通いをやめた当時は、心配でした。しかし、「病は気から」という先人たちのメッセージを信じ、私は**〈気持ち（心）〉**を強く持つと同時に、気合いを入れ、毎日を過ごしましたし、今でも自分の健康を考えて**〈食べる〉**ことには気をつけています。

それだけではありません。今では自分を活かしてくれた自然界や神様、周りの人々、さらに食材を生産してくれる方をはじめとした**〈食卓縁起〉**のみなさんにも、感謝しています。それほど、**〈心〉のあり方は大きい**のです！

ホント、あのときの名医には感謝しても、感謝し尽くせないほどです。

世界で最初の名医ヒポクラテスの教えも〈心〉を重視

「人体に生まれつき備わっている数々の仕組みは、訓練も教育も受けずに自然と働き、人を元の状態に戻す力がある」

そう言ったのは、世界で最初の名医ヒポクラテスです。

彼は、健康とは「身体と心のバランス」の状態により変化するものと教えており、人間が病気になった場合には、そもそも自然治癒力が働き、だいたいの病気は治ると考えています。

ただし、心のあり方もこの治る力には大きく働くので、心の状態も変えないと、病気は治らないと考えていました。

実は、アンドルー・ワイル医学博士もこう言っています。

「心が身体を支配しているのです」

彼には『人はなぜ治るのか』（日本教文社）という名著があります。この本は「人間の身体がどのようにして治るのか」を現代医学と代替医療の両面から研究しているもので、健康のメカニズムについて、詳しく書かれています。

同書から、そこに書かれている「健康と病気の10大原理」を紹介することにしましょう。次ページの囲みの中が、それです。

◆健康と病気の10大原理（Byアンドルー・ワイル博士）

①完璧な健康は達成できない
②病気になっても大丈夫
③身体には自然治癒力がある
④病気の作因は病気の原因ではない
⑤あらゆる病気は心身相関病である
⑥病気には必ず軽微な初期症状がある
⑦からだは人によって異なる
⑧どんな人にも弱点がある
⑨血液は治癒エネルギーの主要媒体である
⑩正しい呼吸は健康への鍵である

このなかで、５番目の「あらゆる病気は心身相関病である」が、まさに心の問題を指摘しています。東洋医学には、心の問題を扱うものが多いのですが、西洋医学ではこれまで少なかったのです。

しかし、アンドルー・ワイル博士は西洋医学からスタートし、東洋医学も修め、さらには世界中の伝統医学などを実地で研究されてきた権威ですので、このように「10大原理」として紹介したのだと思います。

東洋医学では、「内臓に〈心〉がある」と捉えてきた！

『病気にならない生き方』（サンマーク）というミリオンセラーでよく知られる新谷弘美教授が、その著書（『免疫力を高める生き方』）の中で、面白いことを書いていますので、ご紹介しますね。

「東洋医学では、西洋医学で言うところの内臓を『五臓六腑』と呼び、五臓（肝、心、脾、肺、腎）と六腑（胆、小腸、胃、大腸、膀胱、三焦）が、それぞれ心（感情）の

働きと密接に関わり合っているととらえます。（中略）

昔から日本人は感情を表現する際に、『腹が立つ』『腹がすわる』『腹を決める』など『腹』という言葉を多用する傾向があったように思います。（中略）

少なくとも、投与治療がすべてだと思ってきた人は、うつの治療にも様々な選択があることを知る必要があるでしょう。『心と身体は一つにつながっている』という視点を持っただけでも対処法は変わってくるはずです」

新谷教授は、胃腸内視鏡の世界的なドクターで、「腸の健康状態」をいかに良くすべきかを各種の書籍で分かりやすく書かれています。

世界中で30万人の胃腸を覗いてきた新谷教授によると、私たちの身体をつくっている60兆の細胞一つ一つに、「自然免疫」という自己防御機能が備わっており、この細胞の「自然免疫力」という能力を低下させてしまうのが、「食べ過ぎ！」なのだそうです。

やはり、**〈食べる〉ことと健康や病気の関係は奥が深い**ですね。

〈心〉の状態が、元気と病気の分かれ目だった！

「第1章」で、免疫学の国際的権威、奥村康（順天堂大学医学部）教授がその著書『健康常識はウソだらけ』（WAC）において、「健康的に楽しく生きる極意」を提言していることを、ご紹介しました。その「極意五ヵ条」を、あらためて次に列記します。

①病院へは行くな！
②薬を飲むな！
③健康診断はするな！
④激しい運動はするな！
⑤よく笑え！

奥村教授の指摘のなかで、一番感動したのが5番目の「よく笑え！」でした。まさに、〈心〉のありようをハッキリと表現していますからね。

奥村教授によると、笑うことで免疫細胞の一種、ＮＫ細胞が活性化されるそうです。ＮＫ細胞というのは、Natural Killer（ナチュラル・キラー）細胞の略で、私たちの身体に毎日侵入してくる異物をやっつけてくれる頼もしい細胞のことだそうです。その異物には、私たちの身体自体がつくり出している異型細胞も含まれます。

私たちの身体の中では、毎日約１兆個もの細胞が新たにできるそうで、そのうち出来損ないの遺伝子の突然変異を起こした細胞（異型細胞）が３０００～５０００個できるそうです。まさに、これこそががん細胞なのです。

そうです、私たちの身体には少なからず、がん細胞ができてしまうようなのです。これをやっつけてくれるのが、ＮＫ細胞なのだといいます。

だから、私たちが〈心〉を強く持ち、元気でありさえすれば、このＮＫ細胞が活性化してくれるので、がん細胞なんてやっつけてくれるのだというのです。

しかし、私たちが元気ではなくなり、〈心〉が病むと、ＮＫ細胞も元気がなくなり、がん細胞が増殖して、がんが発生してしまうというのです。

こうしたことが『健康常識はウソだらけ』に書かれていました。凄いですよね。まさに、〈気（心）〉が病むと、がんなどの病気になってしまうということなんですね。

しかし、もっと衝撃的なことを、奥村教授は本の中で書いています。

「いい加減で、楽観的な人ほど長生きする！　真面目で『いい人』ほど病気になりやすい！」——これまでの常識って何だったんだろう、と痛感しました。確かに、俗にいう「健康オタク」の人って、必ずしも健康でなかったりしますし、「ふざけて適当な人」が元気溌剌《はつらつ》！　という場合もありますからね。

感謝をして、笑顔で〈食べる〉と身体は喜ぶ！

あなたは、食事を〈食べる〉ときに、ちゃんと「いただきます！」と言い、目の前の食事やその食材を作ってくれた方々に感謝をしていますか？

多くの食に関する本を読んできて感じたのは、やはり神経質になり過ぎないことが重要だと理解できました。

もちろん、食材を選択するときや〈食べる〉ときにはそれぞれ注意ポイントがありますので、このあと順次、ご紹介していきますが、何よりも細胞のためには、まず**〈心〉**のあり方が重要だったのです。

第1章でもお伝えしたように、**〈食卓縁起〉**に対し深く感謝すると、あなたの細胞も脳も喜ぶはずですし、何と言ってもあなたの〈心〉が喜ぶと思います。

〈心〉には、リラックスすることが滋養になると聞いたことがあります。病気になる原因の一つに「ストレス」があるといいますが、この「ストレス」をなくすためには、〈心〉をリラックスさせるのが一番です。そのためにもぜひ、笑顔で感謝しながら、美味しい食事をいただきましょうね。

なぜ、〈食べる〉ときには感謝をして、笑顔が良いのか、分かりますか？

感謝することで、あなたの気持ちが穏やかになり、ゆっくり味わって食べることができます。よく味わいながら、ゆっくり噛んで食べるので、消化にも良いのです。

次に、笑顔で食べることで、細胞が喜び、先ほどのＮＫ細胞が元気になります。細胞たちが元気になってくれたら、あなたの身体も当然、元気になります。あなたの

〈心〉と細胞はつながっているのですから！

いかに「心の状態」が人間の健康状態を左右するのか、少しは感じていただけましたでしょうか？

『人はなぜ食べるのか？』が本書のタイトルであり、命題ですが、答えはズバリ〈心を磨き、身体を強く美しくするために食べる〉のです。

心と身体の関係はかなり密接です。だから、〈食べる〉行為は単に食欲を満たすだけではなく、栄養を摂るだけでもないのです。人間が〈食べる〉行為には〈楽しむ！〉ということが重要なのです。楽しむことで、〈心〉を喜ばせる！

だからこそ、食べる食材などにあまりにも神経質な「健康オタク」にならないように、一定の知識を入れたら、あとは心の底から〈食べる〉ことを楽しみましょう！

次の章では、その一定の知識「食べる技術」についてご紹介していきます。

「第２章」のワーク

Q10

「元気」と「病気」の違いは、何でしょうか？
思い出して、書いてみましょう。

Q11

あなたが〈元気〉でいるために必要なことは、何でしょうか？

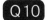

Q12

この章を読んで、あなたが実行してみようと思ったことは何でしょうか？　書き出してみましょう。

第3章

〈食べる技術〉は、出してから入れる！

「呼吸」という漢字にあるように、出してから入れるが基本！

なぜ、「呼吸」という漢字は、先に「呼（はく）」があり、「吸（すう）」が後なのでしょうか？

人間は、赤ちゃんとして生まれてきたときに、まず「おぎゃー」と叫びます。つまり、この時点で吐き出しているのです。その後、酸素を初めて吸います。

逆に、人間が死ぬときは、最後に一息吸って、息を引き取ります。

瞑想教室とか、ヨガの教室に通った方は経験があると思いますが、深呼吸もこの要領ですよね。まず、大きく息を吐き出してから、大きく酸素を吸います。呼吸と同じように、**〈食べる〉**技術についても、まずは**〈出す〉**ことが重要だと、多くの書籍や先生方へのインタビューで知りました。

11年前に4ヵ月で23キロの減量に成功した方法は、特殊なダイエット法ではありませんでした。

単純にこの〈出す〉を最初に行い、**〈入れる〉**を後にして、しかも「入れる食材」を選択しただけだったのです。

ここで、〈出す〉とはもちろん、「排便」「排尿」「発汗」などですが、もっとも重要なのは「排便」です。確かに、私たちが食べたものが、私たちの身体をつくり、すべて新しい細胞へと姿を変えていくのですが、まずはいかに「消化」できているかが、どうも鍵になるようなのです。

私たちが食べたものは小腸で「消化」され、栄養素となって全身の細胞へと運ばれていきます。この栄養素が細胞内で活動するためのエネルギーとして前述のＡＴＰ〈アデノシン三リン酸〉に変換されます。

このとき、あまりにも食べ過ぎていると、細胞の活動が鈍るそうなのです。だからこそ、多くの名医も学者も**〈消化力〉**のことを強調し、いかに体内の不要なものを〈出す〉かが重要だと、書籍などで力説しているのです。

「食と健康」関連の著書が多く、アーユルヴェーダや毒出しの研究にも詳しい蓮村誠先生の本にも、体内から毒を出すことがまず重要だとの記述は多いですし、前出の新谷教授も〈消化力〉を高めるためのデトックス（排毒）の重要性を強調されています。

また、『フィット・フォー・ライフ――健康長寿には「不滅の原則」があった！』（ハーヴィ・ダイアモンド著）にも、「朝の時間帯は排出の時間帯だから……」などとあります。

朝は排出の時間帯なので、なるべく内臓を休めるために食べず、白湯《さゆ》を飲んだり、水を飲んだり、せいぜいフルーツを少し食べたりする程度で過ごすのです。

私たちは断食などの本も読んだりしましたが、やり過ぎるとリバウンドが怖いと思ったので、断食はしていませんが、プチ断食には頻繁に挑戦しました。プチ断食とは、胃袋に何にも入れない状態を15時間以上続けることです。例えば、夜の8時に食事を終えたら、翌日のお昼まで食べない！　ただそれだけです。

これを実践して、蓮村誠先生おすすめの白湯を毒出しのために飲んでいるだけで、笑えるほど痩せていきました。

いかに〈消化力〉を高めることが重要なことか、内臓をある程度労《いた》わって休めることが重要なことか、深く理解できたのです。

あなたのウンチは浮かぶか？

いまは、食事時ではないですよね？（笑）

突然で驚きましたか？　でも、この質問はすごく重要なのです。

あなたのウンチが重くて、便器の水の中に深く沈んでしまった場合は、あなたの健康状態は良くないと思われます。

なぜなら、しっかりと消化されていて、腸の働きも良く、あなたが食べているものが安全なら、ウンチは軽やかに便器の水に浮かび上がるのですから！　しかも、バナナのように、腸からポトンと現れたようにね。しかも、臭くないのですよ。

これぞ、健康優良児のウンチ！

いかがでしょうか？

新谷教授によると、〈出す〉ことに関しては、腸以外にも肝臓と泌尿器官は尿を出し、皮膚は汗を出すなど、それぞれの役割を果たしていますが、人間の体内にある毒素の

75％は便（つまりウンチ）を通じて、排出されるということです。それだけ、ウンチの質を見れば、あなたの健康状態が分かるということ。ちなみに、尿は20％前後らしく、健康のチェックポイントは無色かどうかだそうです。

私たち人間にとって、**〈食べる〉**ことは生きるためにも、人生を楽しむためにも重要な行為ですが、若々しくキレイでいるためにも重要ですよね！

そのために重要なことが〈出す〉、つまりデトックスなのです。私たちが生きている限り、栄養を取り入れるために〈食べる〉行為をしますが、不要になったものは、老廃物として吐き出さなければなりません。吐き出す**〈消化力〉**に、ぜひ注目しましょう。

前出の蓮村誠先生によると、「太りやすい人」は〈消化力〉が弱っている人だそうです。『食事を変えれば、疲れが取れる！　悩みが消える！』には、こう書かれています。

「体重が増えてくると、『これはいけない』とばかりに食事を抜いたり、豆腐やこんにゃくだけを食べたり、肉を一切食べない、といった過激なダイエットを始める人が

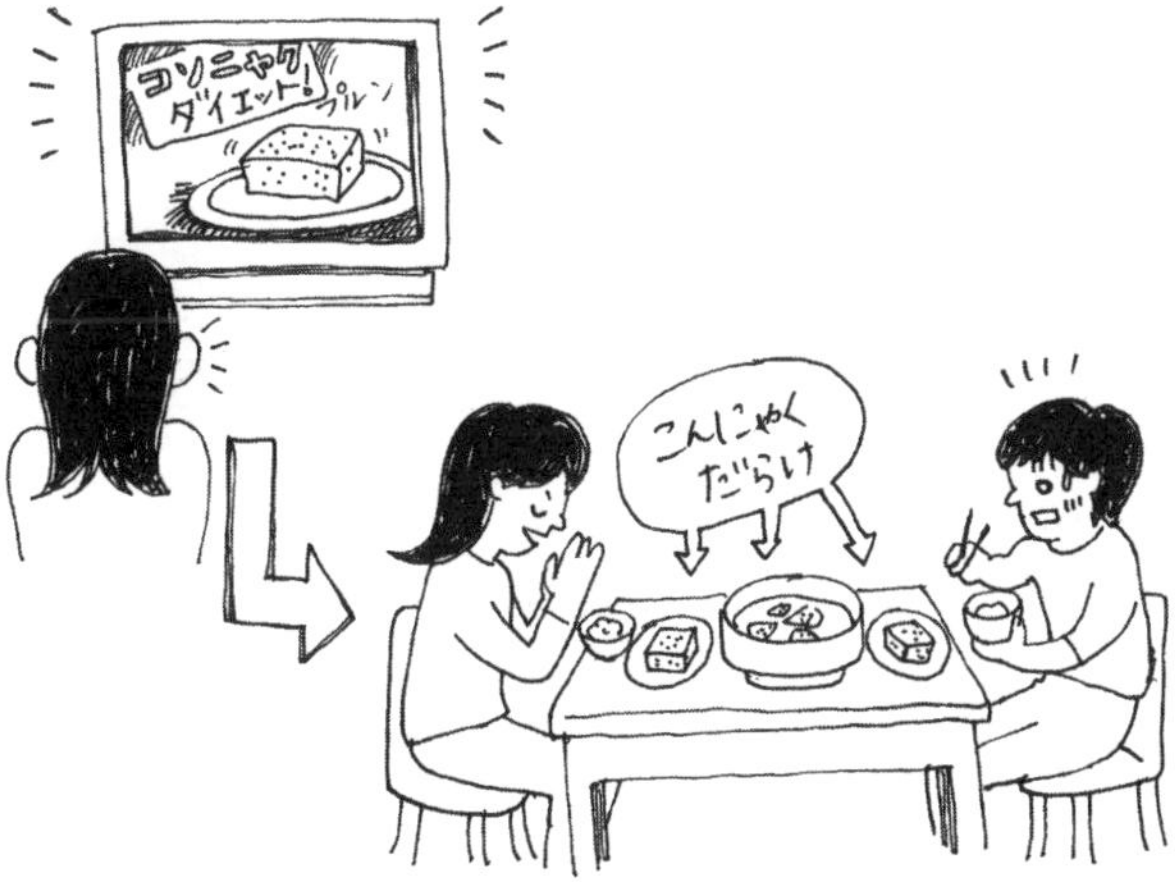

います。でも、そんなことをしても、身体のエネルギーのバランスを崩すだけで、心と身体が不安定になった結果、さらに食べて太るという悪循環に陥ります。（中略）食べたものをきちんと消化できていれば、人は太りません。太りやすい体質だと思っている人は、消化力が落ちているだけです。摂取カロリーばかりを気にするより、消化力を上げる生活を心がけて行きましょう」

いかがでしょうか？　あなたも、〈入れる〉前に〈出す〉ことの重要性を、今一度見つめ直して、**〈食べる技術〉**を磨いていきませんか？

まずは、朝一番のトイレで確認すること

からチャレンジしてみましょう。

水は不老長寿の〝薬〟

〈出す〉ためには白湯《さゆ》が良いことを、先ほどご紹介しました。「なぜ、白湯なのか？」についてはぜひ、蓮村誠先生の『白湯　毒出し健康法』（ＰＨＰ）をお読みいただきたいのですが、ポイントだけご紹介しましょう。

「朝起きたら、まず白湯を飲み、消化の火を起こします。これがスムーズに一日を始める鉄則です。もっとも純粋で身体を浄化してくれる飲み物です。『カップ１杯の白湯』で腸の汚れを洗い出す。毒素の溜まらない身体をキープしてくれる。『百薬の長』とも言える飲み物が白湯なのです。**一日に７００〜８００ミリリットル飲むことで、冷えとり、便秘の解消、ひいては美肌にもつながるスグレモノです」**

私たちはこの白湯を飲む習慣を手に入れてから、お酒を飲む際もチェイサーとして白湯を飲むようにしています。何事も〈出す〉ことを意識した習慣が大事ですよね。

ご存知のように、人間の身体は〝水の生命体〟と言ってもいいくらい水をたくさん含んでいます。老化の原因は、さまざまな点が考えられますが、一言で言えば、体内からの水分の減少が主要因です。

というのも、生まれたばかりの新生児は、体重の80パーセントが水であるのに対して、成人は60パーセント、老人は50パーセント以下と、年をとるにしたがい、体内の水の割合が減少していくからです。つまり、老化というのは「生体の乾燥の過程」なのです。

老化していくプロセスで、実に30パーセントもの水を喪失するわけですが、もちろん水分の減り具合にも個人差があります。60歳、70歳になっても、肌に張りがあり、実にみずみずしい人がいる一方で、50歳前後で、早くも多くのシワを刻んでしまう人もいます。水の上手な補給こそ、老化防止にたいへん有効なのです。

水に関しては**〈出す〉**ことと同時に、**〈入れる〉**ことにも、気をつけながら、付き合っていきたいものです。

人間の身体のほぼ3分の2は水。頭のてっぺんから爪先まで、水分を含んでいない部分は一つもありません。私たちは食べ物がなくても数週間は生き延びられますが、水の補給をしないと、数日で死んでしまうと言われています。

人間は、体重の2パーセントの水分が欠乏すると、のどの渇きを感じ、8パーセントを失うとめまいが起こって、判断力が低下し、10パーセントを失うと錯乱状態となり、死亡することもあるとも言われています。

医療関係者に取材中、面白い話を聞きました。健康で長生きしている方々の身体の細胞はとてもきれいで、透明に輝いているというのです。その理由としては、防腐剤や着色料などの添加物をたっぷり含んだ加工食品や甘いドリンク類、それに脂っこい料理などをあまりとらないからだろうということでした。

老人に限らず、水が美味しくきれいな所には美人が多いと昔から言われていますが、やはり水と美容と健康との間に関係がありそうです。

生まれたばかりの赤ちゃんの細胞はみずみずしくて、とてもきれいです。しかし、年をとるにしたがい、肌にシミや吹き出物ができたり、色つやが失われたりしますよね。その原因の一つは、体内の汚れを浄化する能力が低下するためと言われています。

この身体の内部に溜まりやすい老廃物を洗い流してくれるのが、「水」なのです。つまり、〈出す〉力ですよね。

ビタミンやミネラルといった、口から入れる健康に役立つものについては知っている人が多いのですが、身体の中の不要物や毒素といった余分な物を、便、尿、汗などで体外に出すことについては、案外知らないものです。

身体の中に発生した不要物をいかに排泄するか――。その主役こそ「水」なのです。「出入り口」という言葉の順序にあるように、口から〈入れる〉前に、まず〈出す〉ことを先に考えることが重要なのです。「水」とは生命の循環である以上、あなどってはいけないと思います。

細胞を若返らせる「水」

日本人は、古くから肉体の老化を防ぎ、若返る方法の一つとして「水」を重視してきました。水で体内を清め、健康を維持するのです。「若返る」ということは、細胞をきれいにすることにほかなりません。

元気で長生きしている方々というのは、確かに水分の補給が上手く、水やお茶を実によく飲むのです。なぜなら、体内から老廃物を〈出す〉ためには、水などの水分を入れることが重要だからです。

体内にできるさまざまな老廃物を排泄する役目を果たしているのは、主として肺と腎臓、大腸などです。肺は呼吸を通して、気体の形で炭酸ガスを排泄します。腎臓は、尿という体内水分の働きによって、老廃物をその中に溶かし込み、体外に排泄しています。大腸は、食べ物のカスや腸内細菌の死骸などを体外に押し出しているのです。

こうして見てくると、水はまさに〝不老長寿の薬〟であると言えるのです。

人間は普通、一日に2リットルから2・5リットルの水が必要と言われていますよね。飲み水としては1リットルから1・2リットルくらい、食べ物の中に含まれている水分が約1リットル、体の中で生成される水が0・3リットル。

この量は、三度の食事をきちんととり、日中にお茶を飲んでいれば十分に摂取できる量なので、あまり意識して水を飲まなくてもよいそうです。もちろん、人によって、もっと飲むべきだという見解もありますが、あまり多くの水を飲むのは〈消化力〉を弱めるリスクもあるというので、このくらいを目安にしたほどほどがいいそうですよ。

ただし、地域によっては、塩素やカルキを多く含み、身体には危険性があるとも言われていますので、何らかの工夫が必要と思います。

人間の脳組織は、平均すると75パーセントが水だそうです。実は、老人性痴呆症になった方々の脳は、おしなべて水分が減少し、萎縮していることが分かっています。

つまり、みずみずしい脳ではなくなっているわけなのです。だからこそ、私たちは脳細胞の若さを保つためにも、水はとても重要なものと捉え、どのような水を飲むのかという点も含め、検討していかなければならないのです。

水は、酸素の次に多く体内に〈仕入れ〉るものですが、私たちは頭と身体のために、そのほかにも多くのものを仕入れていますよね。これから、**〈仕入れ力〉**について考えていきましょう。

人生は〈仕入れ〉で決まる！　身体も脳も

　あなたが話すことは、あなたがどこかで**〈仕入れ〉**てきた言葉でしかできないですよね？　私たちは、親から多くの言葉を学び取り、少しずつ言葉を話せるようになりました。言葉の意味が分かるようになってから、多くの文字を学び、どんどん言葉の数を増やしていっています。言葉の数をより多く増やすことにより、いろんなジャンルの本が読めるようなり、会話ができるようになります。

　私たちは、〈仕入れ〉た言葉を自由に扱えるまでに多くの時間をかけてきました。〈仕入れ〉た言葉や知識などにより、勉強をして、試験に合格したりすることや外国語をマスターすることもできるのです。

　頭を良くするには、二つの〈仕入れ〉が必要です。知識と栄養です。頭に入れて勉強で成果を上げるためには、いかに勉強して、より多くの知識を入れて、考える力や表現する力を養うか？　その頭を良くする細胞をつくるのが、あなたが**〈食べる〉**食材なのです。すなわち、**すべては〈仕入れ〉で決まる**のですよ。

前にもお伝えしましたが、超重要なので、もう一度言います。

人間の身体には約60兆個の細胞があり、毎日新陳代謝を繰り返しています。あなたの身体や頭脳をつくってきた古い細胞は死に、今度は**あなたの「食べた物」が新しい細胞をつくり上げる**のです。

脳細胞や内臓や皮膚などの細胞は30日以内、筋肉は60日くらい、骨は90日くらいで生まれ変わるのです。2〜3ヵ月で、あなたの身体はすべて新品に入れ替わるのです。あなたの身体である脳の細胞や筋肉、骨をつくるのは、あなたが吸った酸素や飲んだ水分、食べた物ですからね。

ここからは、いよいよ、「何をどう食べるのか？」について考えていきましょう。

「いかに食べるか」を研究すると、健康で長生きする

人間は普通、朝、昼、晩と一日に3回食事をします。子供であろうと、100歳以

上の方であろうと、病気でもしないかぎり、一日3度の食事は変わりません。

ところで、日本人の誰もが朝昼晩と一日に3回食事をするようになったのは室町時代からだそうです。古代以来、支配階級であった貴族は、朝夕の2回の食事が普通で、その他は簡単な間食をするくらいであったのです。しかし、農民や職人などの労働階級の人々は、必要に応じて一日に3回も4回も食事をしていました。

私たちは食べることによって、健康を維持するのに必要な栄養分をとり、生命力の衰えを防いで、常に体細胞の活性化をはかっています。したがって、3度の食事の内容が悪かったら、健康状態も悪くなるのは当然。体力も自然に衰えていき、病気に対する抵抗力もダウンしてしまいますから、とても長生きは無理ですよね。

食生活に無神経な人は、自分の命を少しずつ削っているようなものです。

健康で長生きへの近道は、やはり一食ごとにその食事内容に頭を使うことではないでしょうか。

今、世界中が健康を保つ上で理想的な食事パターンを求めていますが、それを突き詰めていくと、実は昔ながらの「伝統的和食」に限りなく近くなっていくことが分かっています。

「米」を主食に基本的なカロリー源とし、たんぱく質は「魚」と「大豆」を中心にして、「肉」も少量とる。そして太陽の下で丈夫に育った季節ごとの「旬の野菜」をしっかり食べ、「海藻」や「山菜」「キノコ」も忘れずに食すことこそ基本です。

食べるときには、何も足さず、何も引かずに素材の持ち味、天然の美味さを最小限の味付けで食べられるのは、素材が新鮮だからで、この食べ方が日本人を世界一の長寿民族にしていることを忘れてはならないのです。

健康で長生きするための〈食べる技術〉

生涯現役、若さにあふれ、知的で行動的に人生をエンジョイできる長生きこそ、理想的ではないでしょうか？　いくら長生きしても、寝たきりになっては面白くないですよね。やはり、いくつになっても、「体力、知力、若さ、明るい表情」を維持するには、どうすればよいのか？　何か特別な方法があるのではないでしょうか？

自然に進む脳や身体の衰えを阻止し、長生きに役立つ良い物を上手に食べて、〈**生命力**〉に磨きをかける。これには、病気を跳ね返す自然治癒力を強くしていくしかないのです。

命は〈**食**〉によって養われていることを、ここまでかなり説明してきました、それだけ重要だからです。

一食一食、自分の身体に合った食べ方を続けていれば、生命力は自然に強くなるはずですし、長生きもできるに違いありません。それだけ、〈**仕入れ力**〉は重要なのです！

その反対に、脂っこい物、甘過ぎる物、塩辛い物、添加物の多い加工食品など悪い物の比率が高くなればなるほど生命力は弱くなり、疲れやすくなって集中力も低下してしまうのです。

東洋の叡智〈身土不二〉が今再び求められている

・手抜きをして、外食や冷凍食品に頼った結果、命を縮める道。

・きちんと体にいい料理を手作りして、長く健康体で生きる道。

さて、あなたはどちらを選ぶでしょうか？

ここまでしっかりとお読みいただいたら、分かりますよね！

今、アメリカでは、3割以上のエリート層が和食の素晴らしさに注目し、「和食を食べている」のに対して、日本ではどんどん和食離れが進み、家で食事を作らなくなり、ファーストフードや、コンビニで買ったお弁当や加工食品に頼ることが多くなってきたようです。

食事用にカップ麺や菓子パンをたくさん買い込み、野菜さえコンビニで調達しようとする姿を目撃するにつけ、危機感を覚えずにはいられません。

あなたの身体や頭脳を形成する細胞のための**〈仕入れ力〉**という点から考えても、あなたが**〈食を楽しむ〉**点から考えても、ダメです！

長寿神話を築いてきた現在の健康で長生きしているお年寄りたちの食生活の共通点は、伝統の和食が多いということです。

なぜ、和食がいいのか。特に、日本人が和食でなくてはならない法則があることをご紹介していきましょう。

あなたは、**〈身土不二《しんどふじ》〉**という言葉を聞いたことがありますか？

〈身土不二〉は、もともとは食養学や食と風土と健康に強い関心を抱くごく限られた人たちの間で、いわば内輪の規範として用いられてきたものです。

もう少し詳しく説明すると、人間の身体、すなわち「身」と「土」は「不二」、二つではなく一体であるという意味で、生まれ育った地元の食材を摂ることが良いという教えです。

今では一般の人たちの間でも、「地産地消」という言葉に変わって市民権を得てきました。〈身土不二〉という言葉ではありませんが、イメージ的には「地産地消」という概念で捉えていただいて構いません。

〈仕入れ力〉には重要な考え方ですので、〈身土不二〉ができた歴史をご紹介します。何と言っても、これから説明する歴史こそが「マクロビオティック」や「オーガニック料理」が生まれるきっかけとなっているからです。

〈身土不二〉は西洋かぶれへの警告でもあった！

明治30年代に石塚左玄（陸軍薬剤監）らが起こした「食養道運動」のスローガンとして使われたのが最初で、彼らは「我が住むところの三里四方（12キロ四方）、もしくは四里四方（16キロ四方）で採れる旬のものを正しく食べる」ことを、運動の目標としていました。

古い文献には、次のようなことが書かれています。

「人の命を支えているのは食べものである。食べものは土が育てる。海産物だって海底の土や森林から運ばれる諸要素によって生きているから、もとはといえば土が育んでいるようなものだ。したがって土が人の命、命は土、人間は土そのもの、すなわち『身土不二』ということになる」

「土から生み出された旬の物を食べる」というのが食養道の基本理念で、〈医食同源〉〈薬食一如〉というように農・食・医を総体として捉えて表現されているのです。

さて、この〈身土不二〉に関心が集まるようになってきた背景は何だと思いますか？

言うまでもなく、現実への不安と懐疑だと思います。人の生き方、社会のあり方――自然環境を汚し、病気を増やし、社会そのものを住みにくく変え、今さまざまな形でそのツケが自分に降りかかっている事実に、多くの人が気づいてきた結果なのです。

なぜなら、この言葉が生まれた当時は、文明開化以来、官民一体となって脱亜入欧をめざした欧米崇拝の潮流のなかで、「上等舶来」の時代だったのです。どんなに、石塚先生が「食養道運動」のスローガンとして〈身土不二〉を主張したところで、受け入れられる余地はなかったのでしょう。

日本の明治時代、今から１００年ほど前には、文明開化が進展し、急速に食の西洋化が進んだのです。しかし、西洋料理を食べ過ぎた結果、過去には見られなかった病気が増えすぎてしまったそうです。

前出・石塚左玄の弟子の桜沢如一は、その著書『生命現象と環境』（日本ＣＩ協会）の中で、次のように憤慨しているのです。

「私どもは20年近くも、石塚左玄の首唱した生化学的長寿法や治療の普及のために闘っていますが、病人はいよいよ多くなり、病院はいずれも大繁盛です。飲食店はますます増加し、千客万来の光景です。毎年増加する新しい料亭のいずれにおいても、毎夜毎日、数組の宴会がもよおされていて、多くの人が美酒美肴に酔っているのを見るとき、深い嘆息をもらさざるをえません。ああ、大道は廃れたのであるか！　しかし、自然は裁きます」

〈医食同源〉と〈身土不二〉

人間は住んでいる地域によって食糧事情も違い、摂取しなければならない栄養素にも違いが出てきます。日本だけを見ても、北海道と沖縄では食生活にも違いが出てくるように、寒い地域に住む人は寒さから身を守り、暑い地域では暑さをしのぐ食事のとり方があるのです。

〈身土不二〉的発想によれば、その土地に根ざして生活する人間には、それにふさわしい体質ができ、風土から生まれた「質のよい食事」が健康を守るのです。たとえ、それらの食品が粗末に見えても、決して身体に負担をかけないものであることは歴史が証明しています。

日本は戦争に負けたことで自信を失い、欧米のモノと思想に巻き込まれ過ぎていた傾向にありました。欧米よりもはるかに歴史が長く実績もある日本の食文化でさえも、存続の危機があったそうです。

しかし、日本食は単純に見えても奥が深い。日本人に一番適しているのは、昔から日本にある食べ物ということができるのです。逆にいうと、欧米食は、日本人の体質や体形にはそぐわない食べ物なのです。体内で消化できる酵素も違いますしね。

身体に合わない食べ物をいつまでも食べていたら、不都合が生じるのは当たり前のことだということを唱える人たちも増えて、日本食を見直す動きがでてきたのです。

あまりにもかけ離れてしまった食生活を正すためにも、風土に根ざした日本の「食文化」の見直しが必要なのです。まさに、〈医食同源〉なのです。

ここで「食文化」の見直しをしてみましょう。

◆〈身土不二＆医食同源〉の黄金律（ゴールデン・ルール）

一、穀類を主食として食べる
古来、人間が食べ続けてきた穀物類は、人間にとって最も自然な食べ物と考えられる。主食として毎日摂取するのが理想的。

二、その土地で採れた旬のものを食べる
例えば、熱帯地方で採れた果実は身体を冷やす作用があり、寒い地方の人の身体には適していない。その土地で採れた旬のものこそ、一番相性がいい。

三、食品を丸ごと食べる心がけを
野菜でも、魚でも、丸ごと食べるほど多くの栄養素を吸収することができる。野菜も、皮や葉を上手に活用して食べる。

四、加工されたものより、加工度の低い自然の状態で食べる加工度が高くなるほど、食品添加物など身体に害になるものが加わり、食物中の生きた成分が失われがちになる。自然の状態に近いものを優先的に選ぼう。

五、乾物を積極的に取り入れる

昆布、かんぴょう、干ししいたけ、干し柿、かつお節など、日本人は昔から乾物食品をよく利用してきた。乾物は生のもの以上に栄養面で優れ、干しぶどうなど生のものと比較してミネラルの量がずっと多い。栄養の宝庫と考えて料理に取り入れていこう。

また、食べることと合わせて、

・食べたらよく運動し、エネルギーを効率よく燃焼させる
・老廃物を残さないように、一日1回以上排泄する

この2点は、鉄則である。

食べるだけの一方通行では、毒素が溜まってしまうため、健康体はあり得ません。食べたらその分身体を使い、きちんと排泄することをモットーに、毒素を溜め込まない習慣を身に付けていくことが大切なのです。

あなたはゴロゴロ派？　ゴクゴク派

先にも述べたように、民族により好き嫌いはあります！　韓国人は犬を食うが馬は食べない。私たちの好物の鯨肉をアメリカ人は食べない。そのアメリカでは牛は食うが馬は食べず、アメリカ人の好物の牛肉をヒンズー教徒は食べない。豚肉を食する民族は多いが、イスラム教徒は毛嫌いする。

このような不思議な現象はなぜ、どうして起きるのでしょうか？　その謎に迫った興味深い本がアメリカの文化人類学者マーヴィン・ハリスの『食と文化の謎』（板橋作美訳・岩波書店）です。

この中に「ミルク・ゴクゴク派と飲むとゴロゴロ派」と題した一章があります。牛

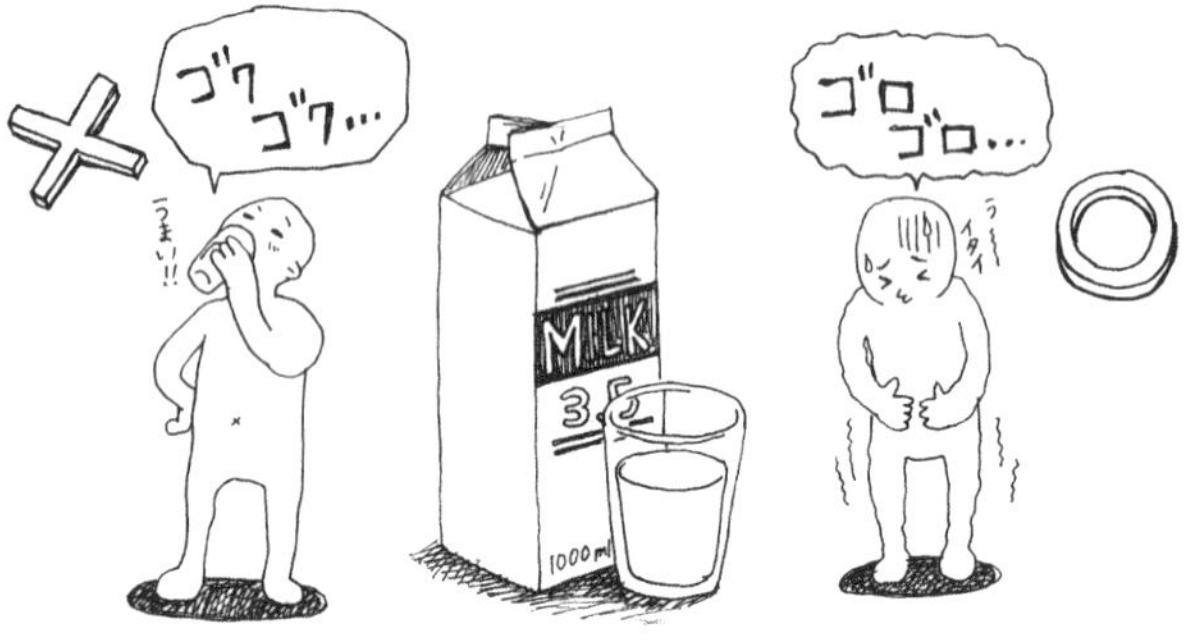

乳を飲むとお腹がゴロゴロ鳴る人がいる一方で、いくら飲んでも何ともない人がいるのはなぜでしょうか?

この部分は多くの本でも紹介されているので、食に関心のある人ならご存知かもしれません。

では、マーヴィン・ハリスの『食と文化の謎』からご紹介しましょう。

「ミルクを完全栄養食と信じて疑わない人たちにとっては、青天の霹靂ともいうべき驚天の新事実が明らかになった。それは、地球上に住む人類のすべてが、生まれてから7歳ぐらいまでは乳に含まれる乳糖（ラクトーゼ）を消化吸収する酵素（ラクターゼ）をもっている。これがないと母乳を飲んでも下痢するわけである。
ところが7歳を過ぎると、ミルクを飲む習慣のない地域、民族からはこのラクターゼが消滅するというのである。バングラデシュの人たちもブラジルの人たちも、これをもっていなかったわけである。

当初、このラクターゼ欠乏症は一部の特異な人たちとみられていた。しかし、調査が進むにつれて、じつはそれが世界の多数派で、むしろもっている人たちが少数派であるという事実も判明した。

アリゾナ州のピマ・インディアンは１００％、黒人の75％はこれをもたず、アジア、オセアニアの人たちも同様で、日本人も韓国人、中国人もこの部類に入る。逆にアメリカ白人の80％、スウェーデンやノルウェーではほぼ90％の人がラクターゼ保持者だが、世界全体では20％にすぎないという」

この事実が分かったのが１９６０年代（昭和35〜44年）ですから、つい50年ほど前のことなのです。

北へ行くほど白く細く、南に行くほど黒く太いのはなぜ？

マーヴィン・ハリスの考察が面白く、〈身土不二&医食同源〉を考えるヒントになるので、もう少し紹介していきます。

ラクターゼという酵素を持っている北欧人と持っていない日本人や中国人や韓国人との比較を、簡単に要約してみます。

「一年の大半が雪と氷に閉ざされている北欧では、濃緑野菜は育ちにくい。したがって、とくにカルシウム摂取の必要性から、6000年の昔に哺乳動物の家畜化が始まった。北欧では動物の乳からカルシウムを摂る以外の方法がなかったから、ラクターゼをもたない人たちは自然淘汰されて、結局、もっている人たちだけが適者生存で生き残ってきたのだろう」

さらに面白い記述として、こんなことも紹介されています。

「彼らの白い肌とラクターゼは密接に関係しており、白い肌は太陽光線を皮膚の内側まで浸透させ、上皮内にある『レストロール』をビタミンDに変える。これがミルクのもつカルシウムの吸収に大きく作用している。つまり、彼らの肌の白さは生存の必要から生まれたもので、白い肌とラクターゼ保持とは一致するというのである。この人たちが強い太陽光線に当たると皮膚がんになる。北ヨーロッパの出身者が多いオーストラリアでは、この30年間に皮膚がんによる死亡者が4倍にふえている」

一方、中国人がラクターゼをもたないのは、なぜか？

「中国人はラクトーゼを受けつけないからミルクを嫌ったのではなく、ミルクを嫌ったからラクトーゼを受けつけないのだ。もっと正確に言えば、ミルクからたいした益を受けないゆえに、幼児から成人になるにしたがって次第にラクトーゼ許容性を失っていくという人類にとって正常なことを保持しつづけたのである」

いかがでしょうか？〈身土不二〉的発想の重要性を理解できますよね。

さらに彼は、次のようにも書いています。

「南の暑い地域になるほど太陽光線が強いから、白い肌で弱い太陽光線からビタミンDを吸収することよりも、むしろ逆に強い光線から身を守る必要から肌の色が濃くなる」

同じ地球という生命体から生まれた人間なのに、白人種、黄色人種、黒人種と地域によって肌の色が違うのか？　いったいそれはなぜか？——と私たちが抱く疑問に、マーヴィン・ハリスは独自調査で答えてくれたのです。

さらに調べていくと、その先には日本人がいることが判明したのです。

その人物が、先ほど紹介した「食養道運動」を起こした陸軍薬剤監・石塚左玄なのです。明治30年（１８９７年）にね。

彼によると、「北へ行くほど白くなるのは、人だけではない。植物も動物も同様で、たとえばマツでも、南のほうでは黒マツが多いが、北へ行くほど赤マツになり、シベリアでは黄色い。シラカバも北海道にはあるが沖縄にはなく、馬もクマも北では白い」と、見事に解明されていたのです。

石塚左玄はこの理由を、北へ行くほど、気候が寒い地方ほど土地にカリウムが多いためだとし、弟子の前出・桜沢如一は「K（カリウム）／Na（ナトリウム）」という陰陽指標で、これを表現しています（『無双原理・易』より）。

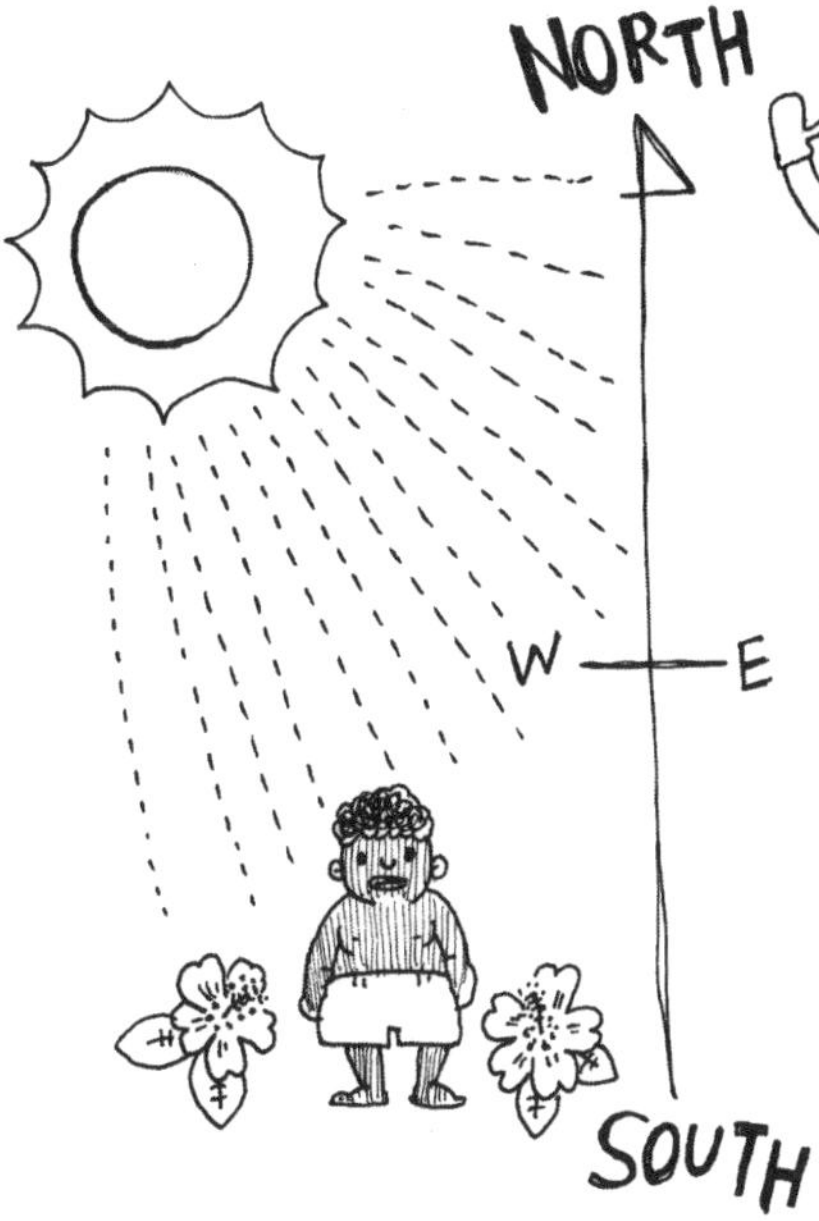

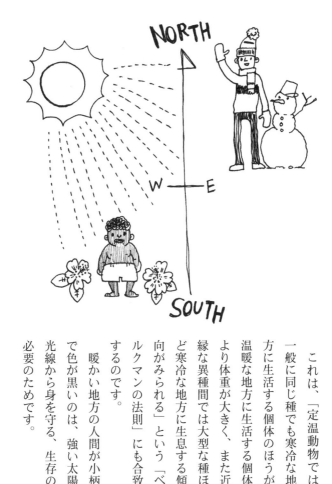

これは、「定温動物では一般に同じ種でも寒冷な地方に生活する個体のほうが、温暖な地方に生活する個体より体重が大きく、また近縁な異種間では大型な種ほど寒冷な地方に生息する傾向がみられる」という「ベルクマンの法則」にも合致するのです。

暖かい地方の人間が小柄で色が黒いのは、強い太陽光線から身を守る、生存の必要のためです。

「人類・動物・植物――あらゆる生命現象は、その環境、風土の産物です。私たち人間は〝生活しているその土地にできる、その季節のもの〟を〝正しく〟たべることが心身の健康の大条件です」（桜沢如一著『生命現象と環境』（日本ＣＩ協会）というのはまさに正論といえるのです。

このように、〈身土不二＆医食同源〉が多くの研究者らの努力により、世界的に広がっていったのです。これが、今の時代では「マクロビオティック」とか「地産地消」など、さまざまな言葉による違いはあるものの、〈**食べる**〉行為を正しく捉え直そうという動きが再び起きているのです。

時代をさかのぼっていったほうがかえって本質が見えてくることを、私たちは膨大な資料を読み、５００冊以上の本を読み、専門家への取材で分かってきました。

そうなんです。意外とおばあちゃんの知恵やシンプルなことわざなどが参考になることもありますので、ここでその知恵を少し学んでみましょう。

「ことわざ」に見る健康で長生きできる〈食べる技術〉

私たちの先祖たちは、健康で長生きできる食べる技術を「ことわざ」に込めて、私たち子孫に残してくれたと思います。

少なくとも、私たちは彼らが実生活を通して身に付けた知恵の数々を実践することが重要であろうと考えています。数多くの「ことわざ」のなかから、ほんのわずかですがご紹介していきますね。

今から紹介していく「ことわざ」こそが、私たちが薬局と病院に行かなくてもよくなった最高の〈食べる技術〉ですから！

◆人の命は食にあり

このことわざは中国の古い書物『管子』に出てくる「命は食に属し、治は事に属す」に由来し、「生命は食べ物によって保たれる」という意味です。

わが国でも、江戸中期の観相家・水野南北が『修身録』（１８１３年刊）の中で、食物の質をもとにして観相をすれば、百発百中であると記している。

人間は食べ物によって生活や習癖、さらには人相から人生観まで変わる。食べてきた結果として、運命や寿命に大きな変化が現れてくるものだということを諭し、その人が長生きできるかどうか、それを決めるのは食生活の内容次第という意味で、普段の食事が何よりも大事といっています。

◆腹八分に医者いらず

胃腸などの消化器に余計な負担をかけ、害になることもありますので、「食べ過ぎは身体の役には立たない」ことを戒めたものです。

「腹八分目」――つまり、「もう一口ほしいなあ」と思うところで箸を置く、それが万人にもふさわしい腹八分目の尺度です。

栄養分は食い溜めがきかず、余ったものは体外へ排泄されてしまいますので、栄養的にバランスのとれたものを腹八分目摂るのが、やはり食養の第一のポイントです。

食べすぎは肥満のもとになり、心臓に負担をかけるので、長生きの大敵ということは、昔から言われていたゴールデン・ルールだったのです。

◆お茶好きは老けない

お茶好きは、いくつになっても若々しいという意味。事実、長寿村で元気に長生きしている方は、実に頻繁にお茶を飲みます。お茶の渋味はカテキンという成分ですが、体細胞の老化を防ぐ働きがビタミンEの10倍以上もあるのです。

さらに、風邪などの感染症を防ぐビタミンCもたっぷり含まれています。

身体の酸化の過程である老化を防ぐということは、いかに酸化を防ぐかにかかっているといっても過言ではありません。お茶には、酸化から身体を守る成分がたくさん含まれているのです。

◆大根おろしに医者いらず

大根は幅広く料理に使え、栄養面でも、根の部分にはビタミンCやジアスターゼが多く含まれ、いずれも健康維持のために重要な役割を果たしている栄養素です。「大根を食べると夏負けしない」と言われてきたのも、ジアスターゼやビタミンCが含まれているおかげで、消化・整腸に良く、体力を増強するからなのです。

大根は生のまま食べるのが、栄養面から見ると最良の食べ方と言え、大根おろしや酢の物（なます）がいいそうです。最も効果的に食べるには、皮つきのまま大根おろしにして、おろす際に出た汁は捨てずに一緒に食べるほうが栄養価も高いので、丸ごといただきましょうね。

◆トマトのある家に胃病なし

「トマトが赤くなると医者が青くなる」ということわざがあるくらい定番の健康食材です。トマトのどのような成分が、身体によいのかとなると、ビタミン、ミネラル、それにペクチンの働きだということができます。

トマトはビタミンCが多く、それに野菜のなかでも割合ビタミンEが多いものの一つです。そればかりか、ジュースやケチャップなどに使う加工専用のトマトには、ビタミンAの作用をもつカロチンも、かなり多く含まれています。

トマトはこうした働き以外にも、他のくだものや野菜類には見られないほど、アミノ酸であるL型グルタミン酸と、ガンマーアミノ酪酸を多く含んでいます。いずれも頭脳の働きにとっては、欠くことのできない必要な物質とされているのです。

また、トマトの栄養成分のなかには、日本人に不足しがちな鉄分もあり、トマトの健康食品としての価値は、もっと見直されてもいいですよね。

昔から、多くの研究者が現れ、食べ方を提案されてきました。私たちの先輩たちもさまざまな経験をしながら〈食べる技術〉を磨いてきたのです。その知恵が「ことわざ」になったり、書物になったりしてきたのです。

私たちがこうして書いている内容は、すべて先人たちの智慧や先輩たちの知恵、さらには食べることに関する書籍から学んだことばかり。ぜひ、あなたも、巻末に掲げた参考文献から学んでみたらいかがでしょうか？

最後に、世界一と言われる「和食」のエッセンスとおすすめ食材をご紹介します。

「第３章」のワーク

Q13

あなたのウンチは浮きますか？　色は？　形は？　毎日のウンチを確認しましょう。自分で簡単にできる健康診断です。

Q14

あなたの命のために、これからどんなものを〈仕入れ〉（食べる、飲む、吸う）ますか？

・〈食べる〉ものは、どんなもの？
　毎日の〈仕入れ〉が肝心です。ぜひ、書き出してみましょう。

・〈飲む〉ものは、どんなもの？
　毎日、白湯や安全な水を飲みましょう。

・〈吸う〉ものは、どんなもの？
　毎日、３回以上は深呼吸をしましょう。

Q15

あなたは、旬の食べ物をどのくらい食べていますか？　四季それぞれの旬の食べ物を、書き出してみましょう。調べてもかまいません。

・春

・夏

・秋

・冬

Q16

あなたは、地元の食べ物をどのくらい食べていますか？　住んでいる地域に、どんな食べ物があるか調べてみましょう。

Q17

この章を読んで、あなたが実行してみようと思ったことは何でしょうか？　書き出してみてください。

第4章

「和食の智慧」&おすすめ食材

日本人自身が見直すべき〈和食〉という食べ物

前に取り上げたアンドルー・ワイル博士が、その名著『医食同源』（EATING WELL FOR OPTIMUM HEALTH）の中で、「日本の読者へ」と題して現代の日本人にアドバイスを寄せてくれています。重要な**〈仕入れ〉**の意味が分かると思いますので、ご紹介します。

「つい最近まで、日本人は世界でいちばん健康と長寿に恵まれた人たちだった。ところが今、その栄誉が失われ始めている。主な原因は食習慣の変化である。朝食で言えば、ごはんに味噌汁、魚の干物、漬物、緑茶と言った伝統的な食事を取る人が激減し、バターつきのトースト、ベーコン、たまご、コーヒーなどを好む人が急増している。アメリカ式のファーストフードを食べる人も増えている。（中略）

問題は、日本でポピュラーになってしまった西洋型の食事が、実はもっとも健康によくないものの一つだというところにある。ファーストフードがその最悪の見本だと言えるが飽和脂肪のかたまりであるバター、チーズを始めとして、白パンや砂糖などの精製炭水化物、それに高度に加工された食品が多すぎるのである。食習慣の変化により、日本では若い人たちの間に肥満が増え、心臓病の罹患率も上昇し始めている。食生活のアメリカ化に起因するガン、特に乳ガンや前立腺ガンの罹患率も急上昇している。人間が必要とする栄養に対する正しい知識の欠如が原因で日本人の健康度が低下していくのは、とても悲しいことだ。より良い食生活の選択をするために、本書の情報を役立てていただければ幸いだ」

代替医学、薬用植物、心身相関、自発的治癒の実践的研究における世界的権威で、世界で初めて統合医療を産みだしたアンドルー・ワイル博士のアドバイスの意味がお分かりいただけたでしょうか？

つまり、「**〈和食〉こそが世界で最高の食べ物だから、日本のみなさん、見直してください**ね**！**」というメッセージなのです。

なぜ、〈和食〉は世界遺産に選ばれたのか？

ユネスコ（国連教育科学文化機関）は２０１３年12月４日、アゼルバイジャンのバクーで開いた第８回政府間委員会で、**〈和食〉**の食文化が自然を尊重する日本人の心を表現したものであり、伝統的な社会慣習として世代を超えて受け継がれていると評価し、無形文化遺産に登録することを決めたのです。

日本政府は「和食・日本人の伝統的な食文化」を無形文化遺産に登録申請した際、その特徴として以下の４点を挙げています。ご紹介しましょう。

①多様で新鮮な食材とその持ち味の尊重

日本の国土は南北に長く、海、山、里と表情豊かな自然が広がっているため、各地で地域に根差した多様な食材が用いられている。また、素材の味わいを生かす調理技術・調理道具が発達している。

②栄養バランスに優れた健康的な食生活

一汁三菜《いちじゅうさんさい》（１種類の汁物と３種類の菜からなる日本料理の基本的な膳立て）を基本とする日本の食事スタイルは、理想的な栄養バランスといわれている。また、「うま味」を上手に使うことによって動物性油脂の少ない食生活を実現しており、日本人の長寿、肥満防止に役立っている。

③自然の美しさや季節の移ろいの表現

食事の場で、自然の美しさや四季の移ろいを表現することも特徴の一つ。季節の花や葉などで料理を飾り付けたり、季節に合った調度品や器を利用したりして、季節感を楽しんでいる。

④年中行事との密接な関わり

日本の食文化は、正月などの年中行事と密接に関わって育まれてきた。自然の恵みである「食」を分け合い、食の時間を共にすることで、家族や地域の絆を深めてきた。

以上の４点をもって世界遺産として登録されたのですが、それぞれに関して理解できますか？

次に、この4点の内容を含め、〈和食〉のどこがいいのか？　なぜ、世界が日本の〈和食〉を評価して、〈和食〉が世界的に大ブームになったのか、ポイントをご紹介します。

日本人の頭脳は、〈和食〉によって磨かれた

ご存知でしたか？　和食は頭脳にも健康にも良いということが西洋で広く知れ渡ったため、今ではアメリカのセレブたちやフランスのインテリ層など西洋人らの間で、和食愛好者が急増しています。

日本人が食べてきた伝統的な和食は、優秀な頭脳を育てる上で、大いに役立っていたのです。この和食の優れている点を一言で表現するならば、海のもの、山のもの、里のものに四季を通じて恵まれている、つまりバリエーションが豊富で、栄養バランスも良いということなのです。

海のものからはタンパクとミネラルが、里のものからは穀類の炭水化物、野菜のビ

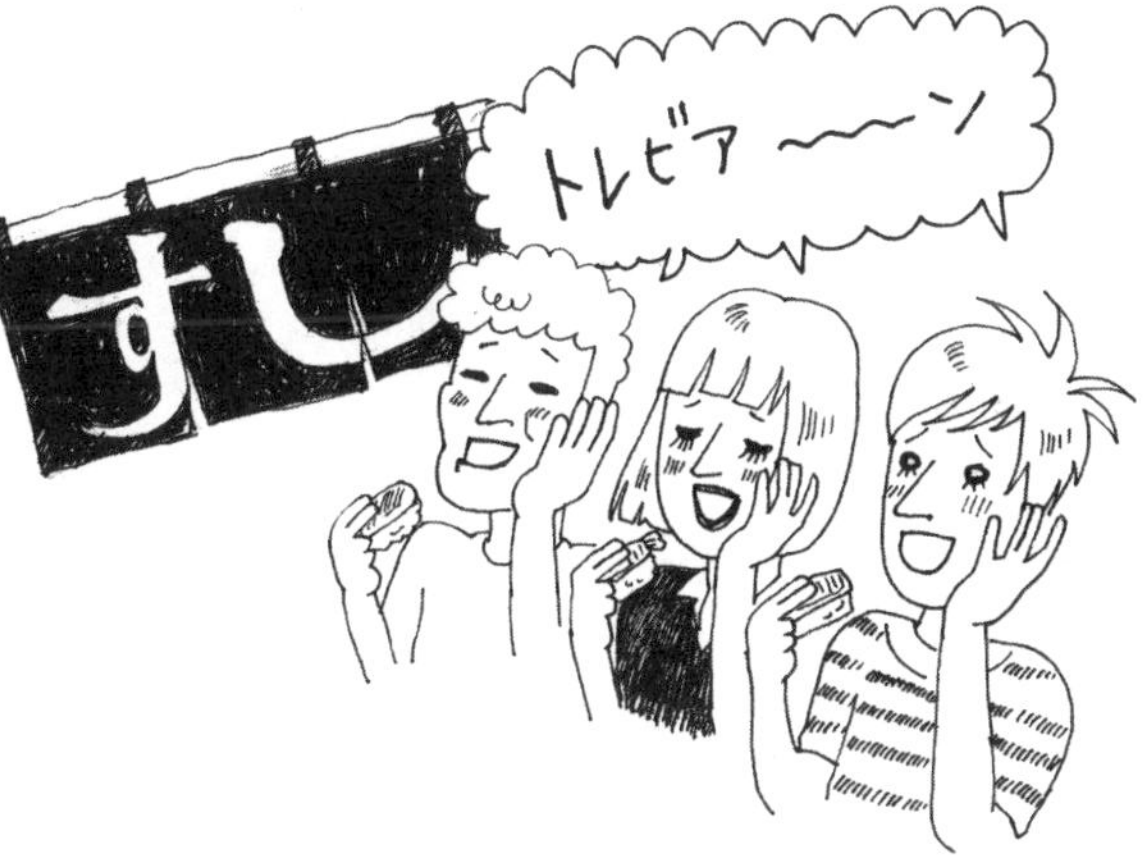

タミンやカルシウム、また木の実など山のものからはビタミンBなどを豊富に摂ることができます。栄養バランスが大変いい。

また、山のものといえば栗や木の実など、乾物にしたり、石臼で挽いたりといった方法で食べるものが多く、食べる際にはしっかり咀嚼《そしゃく》（よく噛んで、噛み砕く意味）する必要があります。噛むことと脳とは密接な関係があります。固いものを食べると、その刺激を受けて大脳の血液がスムーズに流れ出します。さらに、脳の中で起こる振動が、左脳と右脳を同調させて、覚醒水準はぐっと高まるのです。

もちろん、昔の食事は今よりもずっと質

素で、寺子屋に通っていた当時の子供たちの日常食といえば、冷や飯に味噌汁、それに漬け物（発酵食品）程度のものでした。しかし、たとえ少量ずつであっても、海、山、里のものが適度なバランスで含まれていたため、自然と脳を鍛えることができていたのです。

「箸」を使うからこそ、頭脳明晰になった日本の和食

さらに、食べる作法もまた独特で、食器は手に持ち「箸」を使って食べますよね。日本人は2本の箸を子供のときから手に持ち、寿命が尽きるまで日に3度、きちっと使います。

毎日、箸を使うという習慣が、日本人の頭脳力と指先の器用さを形成する上で、大きく役に立ってきたのは間違いありません。なぜならば、5本の指先には無数の神経細胞が集中していて、脳と直結しているので、指先を使えば使うほど脳が刺激され、頭の回転がよくなるのです。

「人間を進化させたのは、10本の指である」と言われるくらい、人類は道具を作るために指を使い、脳を発達させてきました。

「子供に指を使わせないと、脳が発達しない」とか、「指先を使う人は頭が良い」「器用な人ほどボケない」と言われるのも、指を通して脳の機能を向上させているからでしょうね。

世界も認める日本人の頭脳明晰さは、**〈和食〉**なしではありえなかったかもしれません。この点も、研究熱心な西洋のお医者さんや〈食〉の研究者たちは、この**〈箸を使うこと〉**の価値を理解して、箸を好んで使うようになっています。何度もご紹介しているアンドルー・ワイル博士も箸の愛好家で、〃マイ箸〃も持っているようです。

こうした素晴らしい箸を使う私たち日本人のことを、世界中の方々が最近では高く評価し始めているのです。

世界で一番優れている〈和食〉と〈箸〉の文化を持っている私たち日本人のなかには、自分たち日本人や日本の食文化の価値に気がついていない人も多くいますよね。

特に、若い世代を中心に、いや私たち中高年の世代も食習慣が欧米化されてしまったために、その価値を知らない人が多いと思いませんか？

今一度、身体と頭脳のためにも〈**仕入れ力**〉を見直してみませんか？

そもそも、優秀だった私たち日本人の頭脳を育ててきた〈和食・伝統食〉について、これからご案内していきますね。

頭を良くする「伝統の和食」とは〈発酵食品〉だ！

いわゆる「伝統的和食」は、〈**発酵食品**〉抜きで語ることはできません。それほど、〈発酵食品〉には日本人の〈食べる技術〉の魂が入っているのです。

その代表的なものといえば、味噌や醤油、漬物、梅干しなどですが、特に味噌と醤油は奥が深いです。

例えば、醤（ひしお）には、野菜を発酵させた草醤（くさびしお）、穀物を発酵させた穀醤（こくびしお）、生肉を発酵させた肉醤（穴醤＝ししびしお）があり、いまでいう漬物・味噌・塩辛の三系統です。醤は、言ってみれば「発酵塩蔵食品」であり、食物保存と調味料を兼ねた、優秀な〈発酵食品〉なのです。

多くの〈発酵食品〉には、グルタミン酸が含まれ、よい味をつけるばかりでなく、「知能を発達させる健脳食品」としても優れ、日本人の食生活に長い間、大きな貢献をしてきたのです。「グルタミン酸は、脳細胞に必要な栄養であるアミノ酸の一種」であり、グルタミン酸の摂取は、脳細胞の働きを活発にし、頭を良くするのに効果があります。

醤は、さまざまな食べ物を発酵させて作るのですが、発酵し過ぎないように食塩を加える方法が考えられたのです。

梅干しの威力

禅寺では、朝晩の2回しか食事が出ません。朝は薄い粥と味噌汁、漬物。晩は野菜と油揚げを煮たもの程度。それにもかかわらず、禅寺の僧侶はみんな健康で長寿を保ち、しかも頭脳明晰なのです。

〈発酵食品〉は低カロリーでも、相互触発現象を起こして、食べたものをほとんど全部完全に消化吸収させ、高カロリー食と同じ効果を発揮していたのです。

梅干しもまた、日本人が発明した優秀な発酵食品です。梅の酸味も健康な生活を送るためにはなくてはならないものなのです。梅干しの酸は、体内でアルカリ性になり、血液を清浄にし、循環を良くしてくれます。梅干しに含まれるクエン酸は、レモンの2倍以上あるそうです。

梅干しは、ただ塩漬けにし、着色しただけのものは、いくら食べても梅干し本来の薬効は期待できません。市販の梅干しのなかには、単なる梅漬けで、梅干しではないのがあるようなので、この点よく調べて購入したいですね。

〈食べる〉バランスは、歯の数の比率に合わせよう！

多くの先生方の本を読んでいて、学んだことがあります。それは、**〈歯の比率で食べる〉**というルールです。

歯は通常32本あり、臼歯（穀物や豆類をすり潰す役割）が20本、門歯（野菜や果物を噛む役割）が8本、犬歯（肉を切る役割）が4本です。これを参考にすると、ご飯など穀物や豆類が全体の5割強、野菜や果物が3割強、肉や魚など動物性タンパク質が1割というバランスになります。

歯の数の比率に合わせるというのは、人間の身体構造上からも、納得のいく**〈食べる技術〉**と感じたので、ご紹介させていただきました。

昔から食べ物のバランスについては、いろんな方が指摘されていました。例えば、「一汁三菜」とか、「五色の物をとっていれば、病気も老化も防げる」とか、「一汁一茶と十五菜の健康料理」などがあります。

まず、「一汁三菜」ですが、このアイデアは茶人・千利休が最初に提案したとされており、〈和食〉の基本構成とされています。ごはんに、「一汁三菜」が〈和食〉の基本的構成ですが、「一汁」は「みそ汁」、「三菜」は主菜、つまりメイン・ディッシュが1品に、副菜2品の合計3品のおかずを組み合わせたものです。

「一汁三菜」を栄養バランスから見ると、主食のごはんからは身体に元気をつける炭水化物が、「汁」のみそ汁からはみその大豆タンパクと酵母や乳酸菌、そして実のワカメや豆腐からはカルシウムや植物性タンパク質、魚や肉類が中心となる主菜からは動物性タンパク質や頭の老化を防ぐドコサヘキサエン酸（ＤＨＡ）、副菜の根菜類、海藻、キノコなどからはビタミンやミネラル、繊維質を摂ることができるのです。

日本人が世界一長生きできる理由が、ここにあります。四季折々の新鮮な素材を、あまり手を加えないで持ち味を活かし、バランスよく食べることによって病気を跳ね返し、健康で長生きしているのです。

一般的に、主菜は煮魚や焼き魚や肉類などのように動物性タンパク質系。副菜は芋や大根、ニンジン、昆布などの煮物や豆腐など。小さい器に盛る副菜は、納豆、煮豆、酢の物などになり、酢の物は食事の合間、合間に「口清め」の意味もあります。

次に、「一汁一茶と十五菜の健康料理」ですが、これは一汁がみそ汁のことで、一茶は緑茶のこと。そして、十五菜とは、15種類の食材を盛った小皿料理のことを意味しています。

ごはんのお菜のことを「おかず」というのも、「5色バランス健康法」からきています。おかずは「御数」で、数々取り揃えているという意味で、偏らないように食事をすることが身体のためになりますよ、との教えなのです。

「５色バランス健康法」とは、「五色・五味の食材思想」をもとにした〈食べる技術〉です。「五色」とは食べ物の色のことで、青（緑）・赤・黄・白・黒の５種類の彩《いろど》りのことです。自然界にある素材であれば、すべてこの「五色」のなかに入ります。

東洋医学の陰陽五行を現代の暮らしに合わせてアレンジし、栄養バランスの良い食事の目安として、五つの色に分類した食材を１回の食事にそれぞれ取り入れるものです。古代中国の陰陽五行説の影響を受けた中国料理、韓国料理、日本料理には、共通する考え方があったのです。

それは、木・火・土・金・水の五行に対応する青（緑）・赤・白・黒・黄の５色の食材を組み合わせた食事をとることによって、健康が保てるという考え方です。もちろん、この根底には、〈医食同源〉の考えも深く影響しています。古くは〈薬食同源〉ともいわれ、不老長寿を深く追求した末に生まれた考えです。薬（医）も食べ物も、同じように病気を予防し、健康を維持するという意味です。

それでは、これより基本となる「五色」の素材の主な成分を挙げてみましょう。もちろん、これら以外にもたくさんありますが、まずはここでご紹介した「五色」の代表的食材を目安にしてさまざまな食材を選び、〈食〉を楽しんでください。

・青（緑）……東洋医学の陰陽五行によれば、緑色は肝臓の血液循環を促進し、代謝作用を助けます。疲労回復、免疫力強化の作用もあります。緑の食品は、ビタミン、ミネラル、食物繊維の多い食品で、身体の調子を良くする働きをします。

緑色系の5大食材は大根の葉、ほうれん草、こまつな、ニラ、葉ネギです。毎週、必ず仕入れましょう！　このほか、あしたば、シソの葉、カブの葉、ワサビ、ヨモギ、モロヘイヤ、レタス、キュウリ、ブロッコリー、グリーンアスパラガス、タラの芽、フキ、葉ニンニク、枝豆、ソラマメ、グリーンピース、野沢菜、春菊、葉トウガラシ、メロン、アボカドなどがあります。

・赤……東洋医学の陰陽五行によれば、血を補い、心臓の機能を高めて動悸を予防します。虚弱体質や手足の冷えにも効果があります。赤の食材はタンパク質を多く含む食品で、身体の中で血や肉になります。

赤色系の5大食材は、梅干し、ニンジン、トマト、赤身系の魚（マグロ、カツオなど）と赤身系の肉（豚肉、牛肉、鶏肉など）です。毎週、必ず仕入れましょう！　このほか、小豆、赤ピーマン、唐辛子、イチゴ、干し柿、いちじく、スイカ、マグロ、カツオ、タコ、つぶ貝やホタテなどの貝類などがあります。

・**黄**……東洋医学の陰陽五行によれば、黄色は、脾臓の機能を高めて新陳代謝を活発にしてくれる色といわれています。黄色の食材には、糖質を多く含むものが多く、栄養価のバランスも良く、力や体温になります。

黄色系の5大食材は大豆、味噌、カボチャ、卵黄、生のはちみつです。毎週、必ず仕入れましょう！　このほか、サツマイモ、菊の花、菜の花、トウモロコシ、つくし、ぎんなん、ピスタチオ、ふきのとう、きな粉、ゆば、柿、栗、ユズ、ミカン、レモンなどがあります。

・**白**……東洋医学の陰陽五行によれば、白色は肺機能の強化のほか、胃腸の機能の改善に効果があります。身体に潤いを与えてくれるので、水分が不足しがちな人は多めに仕入れましょう。

白色系の5大食材は、米、豆腐、卵白、大根、ネギ（根）またはタマネギです。毎週、必ず仕入れましょう！　このほか、白ゴマ、生姜、ニンニク、ラッキョウ、白菜、カブ（根）、山芋、長いも、ジャガイモ、かんぴょう、レンコン、ミョウガ、モヤシ、マイタケ、エノキダケ、白身系の魚（タラ、ヒラメ、カレイなど）イカ、タコ、豆乳、杏仁豆腐、もも、梨などがあります。

・黒……東洋医学の陰陽五行によれば、黒色は腎臓に働き、排泄作用を促し、老化防止するといわれています。黒色の食材は、いずれも低カロリーで食物繊維、ミネラルが豊富です。特に女性にとっては、美肌、貧血、便秘など気になる症状に効果的な食材であることが分かっていますので、どんどん仕入れましょう。

黒色系の5大食材は、黒ゴマ、海苔、黒豆、昆布、ワカメです。毎週、必ず仕入れましょう！　このほか、ヒジキ、コンニャク、ゴボウ、ナス、しいたけ、ウナギ、カキ、シジミ、アワビ、サザエ、きくらげ、オリーブ、ブルーベリー、ブラックベリーなどです。

これらの素材については、できるだけ素材本来の味を引き出せるように薄味、かつシンプルに〈食べる〉のが、安全で健康に長生きできるコツです。

健康長寿のために毎週、仕入れてほしい食材リスト

これより、健康長寿の三原則に役立つ素材や料理を厳選してみましょう。もちろんその他にも数多くありますが、少なくとも下記原則を理解すれば応用は利きますので、ぜひ、あなたも楽しくオリジナル料理を楽しんでみましょうね。

◆健康長寿のための〈食べる技術の三原則〉

その一、脳や細胞の若返りに役に立つ要素が豊富な食べ物。
その二、病気に対する抵抗力を自然に強くする成分をもった食べ物。
その三、病気になった場合、自力で治す自然治癒力を強くする成分を含む食べ物。

詳細は巻末にまとめた「食に関する参考文献」を読んでいただきたいのですが、ここでは、どんな素材があるのかだけご紹介しておきます。

食材の選択及び食材の解説は、プロのみなさんから学んだ内容や数多くの書籍の中から共通している部分を紹介しています。あまりにも見解が分かれている食材は、ここでは取り上げていません。しかし、良い食材はまだまだ無数にあります。ぜひ、あなたの身体と心のためには、どんな食材が良いのかを考えるヒントとしてお役立てください。

◆毎週必ず仕入れたい「食材リスト」

①胡麻……頭脳と美容に効果あり、血管を強化

ゴマ、特に黒ゴマは「不老長寿の薬」と言われてきた通りで、ゴマにはさまざまな〝長寿成分〟が含まれていることが判明しています。黒ゴマには、若返り効果の高いビタミンEが豊富で、ビタミンB_1やレシチン、ナイアシンなども含まれており、その効果として、「肌をキレイにし、頭脳の働きを良くし、筋肉や骨格を丈夫にし、若返

り効果が高い」と言われています。まさに、あなたが仕入れる重要な食材といえます。

②大豆……脳細胞の衰えを防ぎ、腸をキレイにするバランス栄養食

大豆は「不老長寿食」といわれ、楽しく長生きするための〝食べる薬〟として古くから、大事にされてきました。大豆を食べると、腸内でもその働きを発揮して、宿便を癒し、便通をよくして腸をきれいにしてくれます。その結果、大腸がんをはじめ、その他のがんや病気を予防するとみられています。

③大根……病気全般に対する抵抗力を強くする健康食の代表

大根も大豆同様、「薬」ともいえるほどの健康食で、特に消化を助けて胃腸の調子を整えてくれる頼もしい食材です。また、のどの痛みを鎮め、熱をさまし、疲れを除いて風邪を予防し、肌を美しくしてがんを追い払うスーパー健康食です。注目したいのは、切り干し大根です。細切りにして天日干しした保存食で、栄養価が生の大根よりもはるかに高いのです。

④人参……免疫機能を強化、アンチエイジング効果が高く、目や肌にもやさしい食材

人参は活性酸素から脳や心臓を守り、がんの発生を抑制し、風邪を予防して貧血を

改善し、胃を丈夫にします。また、夜尿症によく、整腸効果もあって、低血圧や冷え性にも役に立つ万能野菜です。貧血や疲労回復、細菌への抵抗力強化、また粘膜を丈夫にする、といった効果でもよく知られています。

ここで参考までに、人参以外に抗酸化成分の多い食べ物をご紹介しておきます。

・ビタミンE……ゴマ、アーモンド、ピーナッツ、胚芽米、クルミ、ウナギ、秋刀魚、ほうれん草、こまつな、ブルーベリー、梅、アボカドなど。

・ビタミンC……ブロッコリー、菜の花、イチゴ、ミカン、こまつな、ほうれん草、ピーマン、柿、シシトウガラシ、海苔、生姜、カリフラワー、キウイフルーツ、びわなど。

・βカロチン……ニンジン、かぼちゃ、青ジソの葉、パセリ、あしたば、春菊、こまつな、ほうれん草、おくら、大根の葉、ニラ、アサツキ、カブの葉、レタス、みつば、さやいんげん、みずな、ピーマン、なす、ブロッコリーなど。

⑤トマト……どんな食材とも相性の良いスーパー健康食

リコピンを含み、体内の老化物質となる活性酸素を抑える働きがあります。さらに免疫機能も高めるカロチン、ビタミンCも含み効果大です。リンゴ酸やクエン酸などの有機酸は代謝を促進し、ペクチンには便秘を予防するのと同時に、コレステロールを下げる作用もあります。リコピンは加熱すると、吸収がよくなります。

⑥カボチャ……風邪を予防し、美肌効果の高いβカロチンが豊富

βカロチンが体内でビタミンAとして働き、全身の抵抗力、免疫力を高めます。ビタミンEは野菜のなかではトップクラスの含有量で、カロチンと共に摂取することでより抗酸化作用が高まり、老化の原因となる活性酸素の発生を防ぎます。血行促進作用も高く、冷え性対策にも使えます。さらに、のどや鼻の粘膜も丈夫にします。

⑦なす……動脈硬化を予防し、免疫力も増強

ほとんどが水分で、カリウム、カロチンを多少含む程度で、ほかの栄養素は微量ですが、毛細血管を強化して脳出血を予防するヘスペリジンやルチンを含み、さらにカリウムとの相乗作用で血圧降下作用も期待でき、動脈硬化や高血圧を予防します。ぬか味噌漬けにすると、疲労に効くビタミンB_1、B_6が増え、美肌保持にも有効です。

⑧タマネギ……疲労を回復させ、血液をサラサラにする効果

すりつぶすと酵素が作用してアリシンという物質ができますが、これは腸内の細菌にも壊されない吸収のよいビタミンB1誘導体で、体内のビタミンB1の吸収を高め、新陳代謝を促し、疲れ知らずの身体をつくってくれますので、慢性疲労に効きます。また、イライラを鎮める効果もあり、がん予防効果も注目されている食材の一つです。

⑨ホウレンソウ……小じわや貧血の予防効果

アルコールの分解を促す葉酸を豊富に含み、ビタミンAが肌をみずみずしく保ち、小じわ予防にも効果的です。ゴマあえにすればゴマの脂肪が加わり、ビタミンAの吸収がさらによくなります。βカロチンやビタミンCをはじめ、鉄、マグネシウム、マンガン、亜鉛などミネラル類などもバランスよく含まれているので、貧血予防にも効果を発揮します。

⑩にんにく……スタミナをつける最強の食材

スタミナ食材の王様のにんにくは、辛味のアリシンが食欲をそそり、スタミナアップの効果を発揮します。腸内でビタミンB1を生成するのを妨げるアノイリナーゼ菌に負けない硫化アリルを含み、疲労や倦怠感、むくみなども予防します。ミネラルが豊富で、亜鉛はスタミナを強化し、銅は鉄分の吸収を高め、自律神経を整え、血行促進作用もあるため、うつなどにも効果的です。生でも加熱しても栄養素は変わらないので、薬味などで手軽に摂取したいところです。

⑪しじみ……肝機能を高め、貧血を予防

必須アミノ酸やタウリンやグリコーゲンなどが豊富で、肝機能を高める作用が期待できます。また、カルシウムが多く、リンとの比率も良好で、さらに体内でビタミンDに変わるプロビタミンDや亜鉛も豊富なため、カルシウム吸収率が非常によくなります。ビタミンB_{12}、鉄、銅が多く、アミノ酸などとの相乗効果で貧血も予防できます。骨の発育に大切なマンガン、味覚障害を防ぐ亜鉛にも富みます。調理法としては、味噌汁で食べるのが味、栄養面ともに最高です。

⑫リンゴ……便秘解消や血圧降下作用

食物繊維のペクチンが腸内細菌を整え、腸内作用を促進することで、便秘解消につながります。また、リンゴ酸やクエン酸は身体の疲労を回復させます。さらに、ナトリウムの排出を高めるカリウムが豊富なので、血圧降下作用をもたらします。ほどよい酸味は疲労物質の分解を高め、タンニンには抗酸化作用もあります。整腸作用の高いペクチンに富み、血管の老化防止や老廃物代謝にも役立ちます。

⑬ネギ……風邪などのウイルスを殺菌する作用もある万能野菜

硫化アリルが消化液の分泌を促し、食欲を高め、血行を良くします。硫化アリルに含まれるアリシンはビタミンB_1の吸収を高め、神経や肉体疲労の回復に役立ちます。また、ネギの刺激成分は、風邪のひきはじめに有効です。白い部分はビタミンCが多く、緑の部分にはβカロチンやカルシウムが豊富です。

⑭わかめ……肥満予防や高血圧予防にピッタリ

若返りに効果的なビタミンやミネラルをまんべんなく含み、特に骨粗鬆症などを予防するカルシウムが豊富です。食物繊維も多く、腸内の老廃物をすばやく排出する働きがある上、低エネルギーのため、肥満、糖尿病、高血圧、心臓病などによる生活習慣病を予防します。植物油を使ったドレッシングで生食すると、カロチンの吸収が良くなり、加熱に弱いクロロフィルも摂取でき、抗酸化作用が高まります。

⑮ひじき……マルチ栄養食でカロリーも少ないのでダイエットのパートナー

βカロチンやE、K、B_1、B_6、ナイアシン、パントテンなどのビタミンやカリウム、カルシウム、鉄、銅、マンガン、クロムなどのミネラルに富んでいるので、ストレスや貧血による抜け毛予防のほかに、骨粗鬆症の予防にも効果があります。ヨードも含まれ、カリウムとの相乗効果で血圧降下作用を発揮します。豊富に含まれる食物繊維が腸内老廃物の停滞時間を短くするため、腸がん、高脂血症、動脈硬化を防いでくれます。低エネルギーなので肥満、糖尿病、心臓病などの予防にも不可欠なマルチ食品といえます。

⑯しいたけ……ダイエットや生活習慣病に最適の食材の一つ

　排便を促す食物繊維が豊富で低カロリーなので、ダイエット食として最適です。さらに、血圧、血中コレステロールを下げるエリタデニンやビタミンB群が豊富なので、食物繊維などとの相乗作用により、血圧を安定させ、中性脂肪、コレステロールを低下させ、腸内老廃物の排泄も早める効果があります。さらに、骨の形成に欠かせないビタミンDに変化するエルゴステロールなども含んでいる、頼もしい食材です。

⑰アジ……脳にも良く、血液サラサラ効果も期待

主成分は良質タンパク質で、必須アミノ酸をバランスよく含みます。カルシウムやビタミンB_1、B_2も豊富です。秋刀魚やイワシなどに比べ、脂肪の含有量が半分ほどなので、体内でアカとなる過酸化脂質が生じるのを遅らせる効果があります。脂肪には、いわゆる血液サラサラ効果が期待される不飽和脂肪酸のＥＰＡ（エイコサペンタエン酸）や脳に良いとされるＤＨＡ（ドコサヘキサエン酸）が多く、血中のコレステロールを抑え、血栓を防ぐ働きにより、動脈硬化の予防効果があります。

⑱カツオ……不足しがちな必須アミノ酸が豊富で頭脳にも効く健康食

主成分は良質タンパク質で、含有量は魚介のなかでトップ。サバや秋刀魚などに比べ高度不飽和脂肪酸のＤＨＡが多いため脳に良いとされています。また、必須アミノ酸やＥＰＡなども多く、血流をスムーズにして血栓を防ぐため、動脈硬化、心筋梗塞、狭心症の予防効果があります。さらに、脳細胞を活性化させる働きがあるので、ボケを予防します。血合いには貧血を防ぐ鉄が豊富で、胃腸病や皮膚炎などを予防するナイアシンなどもたっぷりと含まれた、まさに健康食です。

⑲秋刀魚……眼にやさしく、血液サラサラ効果も期待

ＤＨＡやＥＰＡが豊富で、血流をサラサラに保つ効果が期待できます。ＤＨＡは高脂血症を防ぐと同時に、脳の神経細胞にも大切な成分なので、頭の老化、ボケ防止にも有効な成分です。ビタミンＡも豊富なので、眼の疲れをとってくれます。また、皮膚トラブルを防ぐビタミンB_2やナイアシン、カルシウムの吸収をよくするビタミンＤも豊富です。塩焼きにして、ビタミンＣの多いカボスやレモン汁などをかければ、血管の老化防止にいっそう効果を発揮します。

⑳小松菜……栄養豊富なパワフル野菜の代表格

高ビタミン、高ミネラルで、なかでもβカロチン、ビタミンＣ、葉酸やカリウム、カルシウム、鉄が豊富で、特にカルシウムはホウレンソウの３・５倍以上あり、野菜のなかのチャンピオンです。リンの含有量が少ないので、体内吸収率もいいです。ビタミンB_2や鉄、食物繊維などもバランスよく含まれ、全身の新陳代謝を活発にし、抵抗力、免疫力を向上させ、さらにカルシウムやビタミンＢ群との相乗作用で、神経を整え、精神的なストレスにも効果をもたらします。ビタミンＤの多いキノコ類と植物油で炒めれば、カルシウムの吸収がさらによくなります。

㉑肉類……筋肉や骨や血液をつくる細胞活性化に重要な食材

肉類の動物性タンパク質は、筋肉や血液をつくるだけでなく、骨をもつくる細胞活性化には欠かせない重要な食材です。さらに、男女問わず、ホルモンのバランスを整える効果もあります。また、血管をしなやかにして脳血管疾患を予防し、感染症に対する免疫力を高める作用もあります。日本が長寿国になった要因の一つに、動物性タンパク質の摂取量が増えたことも挙げられています。特に、牛肉や豚肉、鶏肉などは、20種類のアミノ酸からなるタンパク質を豊富に含んでいるので、年代にかかわらず仕入れたい食材です。

ところで、人間の身体でつくり出すことのできない九つのアミノ酸を必須アミノ酸といいますが、このアミノ酸バランスが整った食品を「良質タンパク質」と呼び、その代表格が肉や魚などの動物性タンパク質です。よく、大豆などの植物性タンパク質が健康に良いといわれますが、アミノ酸のバランス（アミノ酸スコア）という点では、動物性タンパク質のほうが優れています。タンパク質は筋肉や臓器などをつくる材料になります。つまり、「身体そのものをつくる」という点でも、動物性タンパク質は優れているのです。

㉒海藻類……カルシウムが豊富で、健康体質にする和食の代表食材

海藻類（昆布、もずく、わかめ、ひじき、青海苔、ところてん、海苔）は、カルシウムが圧倒的に多く含まれているので、毎週定期的に仕入れましょう。特に、海苔とひじきはその含有量が多く、酸性化しがちな日本人の体質を中和し、健康維持の秘密兵器です。できれば、毎日食べたいですね。海藻類はカルシウムだけではなく、ヨード、鉄などのミネラル類、さまざまな有機物が総合的に含まれています。ヨードは身体全体の新陳代謝を促し、生理作用を順調にする働きがあり、海藻類のカルシウムとヨードが日本人の健康の原動力といえそうです。わかめは若返りに効果的なビタミン類やミネラルが豊富で、味噌汁やサラダとして毎日食べたい食材です。

㉓味噌……頭脳を明晰にする和食の最高峰の食材

味噌には、頭脳を明晰にさせ、その老化を防ぐ成分として注目され始めたレシチンが多く含まれています。このため、良質な脳細胞をつくり出すには欠かせません。生味噌1グラム中には、麹菌や酵母菌、乳酸菌などの微生物が100万個以上も生きた

状態で含まれているらしく、非常に整腸効果が高いのです。腸の老化を防ぐことが長生きに結びつくことも認識する必要があります。味噌は日本人が誇る最高峰の大豆発酵食品であり、和食の代表食材なので、毎日仕入れたいものです。

㉔たまご……タンパク質にビタミンやミネラルも豊富な完全栄養食の代表

たまごはタンパク質ばかりでなく、ビタミンAやB_1、B_2、D、Eなどが豊富に含まれていることが、肉や魚、大豆など他のタンパク食品と比べて優れているといわれる理由の一つです。さらに、鉄分はほうれん草よりも多く、カルシウムやミネラルの含有率も抜群です。まさに、たまごは「完全栄養食品」といえるレベルなのです。

卵黄に含まれるコリンは、脳を活性化してくれるので、記憶力がアップし、老人性痴呆症の予防に有効だと注目を集めています。また、肝臓でアルコールを分解するときに必要なアミノ酸メチオニンが多く含まれているため、弱った肝臓の回復力を高める成分である三つのアミノ酸（シスチン、グリシン、グルタミン）もバランスよく含まれています。お酒のおつまみには、タマゴ料理がおすすめです。卵白には良質なタンパク質が豊富にあり、エネルギー源として働き、疲労回復や内臓の働きの活性化も助けてくれます。人間の体内ではつくれない8種類の必須アミノ酸すべてがバランスよく含まれており、消化吸収も抜群です。さらに、身体に有害なウイルスを溶かす働きを持つリゾチームという酵素が豊富に含まれているため、殺菌効果抜群で免疫力を高めてくれます。卵白には、お肌の潤いやもちもち感を生み出すアミノ酸が豊富に含まれているため、美容効果も期待できる食材です。ただし、生で食べる場合には、賞味期限に気をつけてください。

㉕豆腐……長寿食として、世界的に有名になったスーパー健康食

豆腐は、昔から精進料理として食していた僧侶や長寿者が多いことから、「長寿食」と言われてきました。極めて高い良質タンパク食品で、すぐれた健康食材です。豆腐の原料はただ一つ、大豆です。大豆は「畑の肉」と言われるように、良質なタンパク質や脂質の含有量が多いだけではなく、ミネラル、ビタミンをはじめ、いわゆる「機能性食品」としての成分が各種含まれています。

豆腐のタンパク質は、血液中のコレステロールを低下させ、さらにその成分の一つ、ペプチドが血圧上昇を抑制するといわれています。また、豆腐の脂質に多く含まれる

リノール酸は、血管に付着するコレステロールを除去する善玉コレステロールを増やす作用があるといわれています。そのため、高血圧やコレステロールが原因となる動脈硬化を防ぎ、脳出血、心筋梗塞、狭心症などの予防に効果があるとされるのです。

㉖梅……デトックス効果抜群で、美容効果も高いスーパー健康食の一つ

「梅は三毒を断つ」と言われます。「三毒」とは、食べ物・血液・水の毒です。梅干しを食べたときはもちろんですが、想像しただけでも唾液が出てきます。唾液に含まれる酵素には変異原性物質の作用を抑制し、若返りホルモンや活性酸素の毒を流す、つまりデトックス効果の高い成分が多く含まれています。梅を食べるだけで、アンチエイジングにもなるのです。

梅には、クエン酸、リンゴ酸が豊富に含まれています。クエン酸には解糖系抑制作用があり、炭水化物と同時に摂取すると、グリコーゲンを効率的に蓄積することができ、疲労回復に役立ちます。クエン酸、リンゴ酸にはこのほか、カルシウム吸収促進効果もあります。また、梅には血流を改善するムメフラールという物質が含まれているので、冷え性にも効果があります。さらに、アルコールの入った血液をきれいにする効果や肝機能を上げる効果もあるので、二日酔いにはうってつけ。お酒を飲む前に、梅を食べておくといいでしょう。他にも便秘解消、疲労回復、貧血予防、鎮痛、抗アレルギー、殺菌など、梅には驚くほどの作用があります。

梅肉エキスには強力な抗菌作用が認められており、腸内で胆汁酸との相乗効果で、多くの悪性細菌に対して抗菌作用を示すと考えられています。梅が血液の毒を断つことも、血流を直接調べることにより明らかになってきました。

梅酒や梅ジュースには、クエン酸、リンゴ酸などの有効成分が効率的に抽出されていますし、α-トコフェロールと同程度の抗酸化性を持つリオニレシノール（リグナン類）という成分が見つかっています。

いかがですか？　もちろん、これ以外にも多くの食材があり、さまざまな役割を持っていますので、この本を読んでいただいたことをきっかけに、あなた自身で巻末にご紹介した書籍などで知識を深め、楽しんで頭脳や身体への〈仕入れ〉を行ってくださいね。

最後に、食材を〈仕入れる〉際の〈サバイバル術〉をご紹介していきましょう。

食材〈仕入れ〉の〈サバイバル術〉

多くの食品群は見た目が同じでも、昔のように自然や有機製品（ＪＡＳ）ではなく、今や工業製品（ＪＩＳ）であるという認識を、みなさんにはお持ちいただきたいと思います。

現代の日本は、世界中の食事が何でも揃う、おそらく世界最高水準の「外食天国」だと思います。確かに、外食産業のおかげで、どこでも自由に〈食べる〉ことを楽しむことができ、栄養補給もできるようになり、ありがたいかぎりです。

しかし、最近の外食産業は「安さ」と「量」「スピード」（特に、ファーストフードや格安チェーンなどでは）が優先され、一番大事な要素である「美味しさ」と「身体に役立つ機能性を持った」「安全」が欠如しています。

もちろん、消費者がそれを求めてきたことに原因があるのかもしれません。そうで

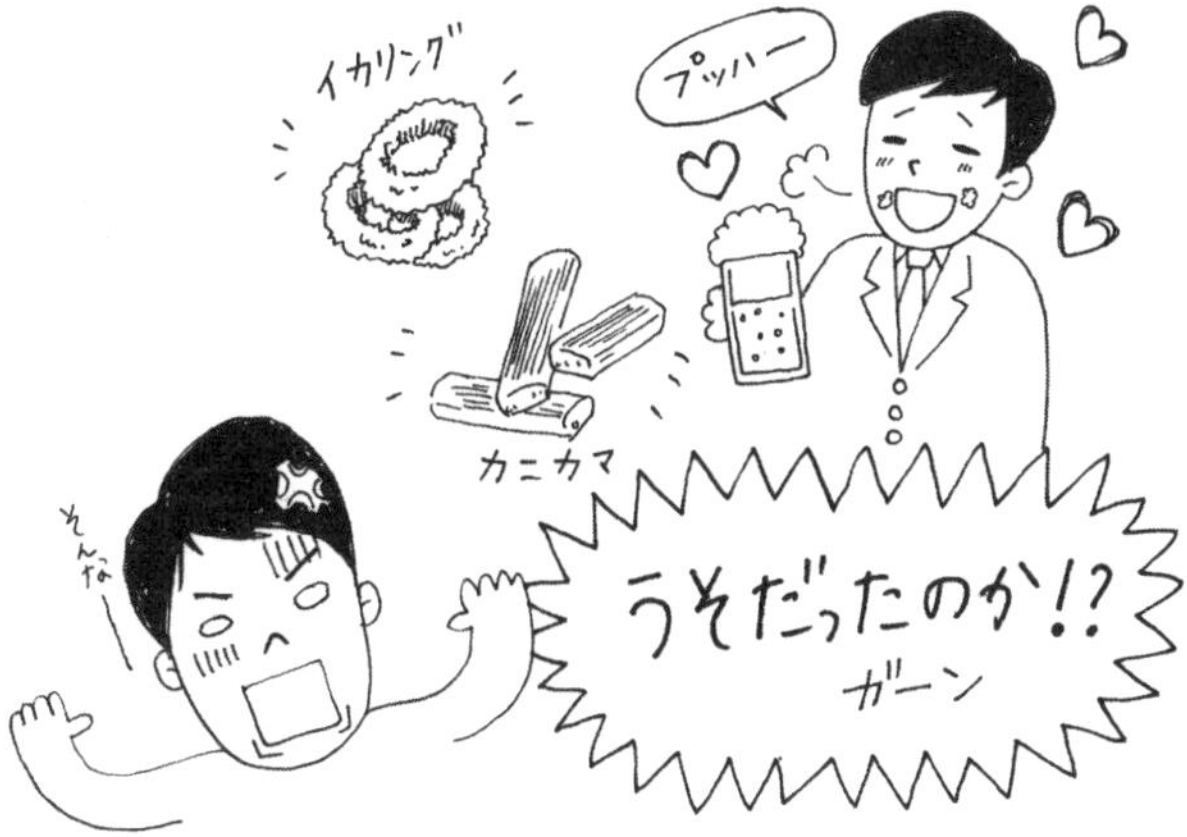

あるならば、業界を変える力は消費者が持っていることにもなります。小さなことの積み重ねかもしれませんが、我々が本物の〈食〉の意識を持って食品を選んでいけば、化学物質食品や遺伝子組み換え食品などの工業製品である食品から自分自身や家族、そして我々の子孫を守ることもできるはずです。

私たちの師匠である徳山先生は、こう言います。

「目の前の食品や食事に、最善のお金と最大の注意を払うのであれば、将来、医療費に多大なお金と無駄な労力を払う必要はない！」

本当にそう思いますよね。

私たちは〈食べる〉という〈仕入れ〉をすることで、気を高め、元気に仕事をして、人生を謳歌できます。

私たちが、世の中のお役に立つためには、身体と脳に精一杯、栄養を与えなければなりません。そのためには、少なくとも工業製品である食品を日頃からできるだけ摂取しないように心掛けていくというのは、当然の注意事項かと思います。

ここで、あなたが自分の命を守るために、どこでも簡単にできる方法をお教えしましょう。

まずは、加工した食品の購入時には必ず裏側の表記を見ることです。原材料欄にたくさん書かれているのは工業製品（ＪＩＳ）です。例えば、ポテトサラダですが、本来ならその表記は、じゃがいも、きゅうり、にんじん、卵、マヨネーズ、塩で終わるはずです。饅頭なら、小麦粉、小豆、砂糖、重曹（炭酸）、塩だけです。これ以上、いろんなものが書かれているのは、食品ではなく工業製品なのです。

みなさん、これからは、食材やお弁当や加工食品を買うときには、ぜひ一度確認してみてください。

あなたを守るのは、あなた自身ですから！

一般的に日本人は平均で一人あたり年間3キロ〜5キロの化学物質を摂取しているといわれます。そのことがどのような弊害をもたらすのか。映画『未来の食卓』で描かれています。

そのような食の裏側を知った人たちや、本物の食材を探せない人たちのために『いのちのたべもの』会員制通販クラブ」（「エピローグ」参照）では、なるべく本物もしくは本物に近い食材を集め、お届けするというサービスを始めています。

「食で世界を変えたい！」

「食の改善で医療費を大きく削減したい！」

「本物を作っている農家を応援したい！」

——それが、我々の揺るぎのない信念なのです。

「第４章」のワーク

Q18

「歯の数の比率に合わせよう！」（ご飯など穀物や豆類が全体の５割強、野菜や果物が３割強、肉や魚など動物性タンパク質が１割というバランス）とご紹介しましたが、あなたが食べているものの比率はどのくらいですか？

・穀物や豆類（　　　　）：野菜・果物類（　　　　）：魚・肉類（　　　　）

Q19

あなたが、これから毎日、毎週〈仕入れ〉（食べ）たいと考えている食材を書き出してみましょう。

・毎日（食べたいもの）リスト

・毎週（食べたいもの）リスト

Q20

この章を読んで、あなたが実行してみようと思ったことは何でしょうか？　書き出してみてください。

エピローグ

食品流通のプロ・渡邉郁の警告として

◉私はなぜ、〈食〉を通し、世の中を変えたいと願うのか？

私は現在、食品・食肉卸売業を経営している、ごく普通の中小企業経営者です。私が企業を経営してきたなかで、〈食〉や〈食材〉に興味を持ったのには、二つの理由があります。

一つ目が、〈食〉と健康の関係を実感したこと。

二つ目が、〈食〉の裏側と安全との関係です。

少し、私の体験談を聞いていただきたいと思います。

かつての私は企業経営者として、社員のみなさんや取引先の方々などを含め、会社を守るために、売上や利益のことばかりに意識がいっていました。そして、経営者として、それは当然のことだと思っていました。

だから、食品の卸・販売に携わってはきましたが、取り扱う食材一つ一つの安全性や製造過程、つまりどんなとき有害な添加物が混入する恐れがあるかなどといったことには、まったく関心がなかったのです。というよりも、正直なところ、すべての食品は安全で、美味しいものだと信じきっていたのです。要は、「安全神話」のなかにどっぷりと浸かっていたというわけですね。

ところが、私の父が若くしてがんで亡くなり、そのわずか数年のうちに幼少からの友人、そして弊社社員もがんになるなど、病気にかかる人があまりにも増えてきたのです。実は娘もアトピーなどアレルギーに、母も私も高血圧で病院通いと、薬漬けの日々が続き、それが少しも良くならなかったのです。

そんな原体験のなか、自分でも「何かがおかしい。何だろう?」と思いながら、時間ばかりが経過していきました。そうしたことで悶々としていたとき、私の会社に突然、大きな問題が発生しました。

当時、私の経営する会社はある焼き肉チェーンと納品契約をしていました。あるとき、その本部から、流行し始めていた「成型肉」を製造して納品しろという、一方的な要求がきたのです。

成型肉とは、細かいくず肉や内臓肉を軟化剤で柔らかくして結着剤で固め、形状を整えた食肉です。牛肉の赤身に牛脂や食品添加物などを注射した「インジェクション加工」と呼ばれる処理を施した牛肉も含まれます。

正直なところ、自分の家族にも食べさせることのできないような成型肉を作ることに反対した私は、その焼き肉チェーンから納品を断られてしまったのです！　その結果、企業にとっては、大事な売上を、しかもかなり大きな売上を失ってしまいました。

この取引停止によって、私たちの会社は一気に経営が苦しくなり、悔しくて、悔しくて、仕方がありませんでした。

しかし、ウソをついて、人を騙してまでも売上をあげるなんてことは、私たちにはできなかったのです。やはり、お客様には美味しくて安全な肉を食べていただき、喜んでいただきたいですからね。

そんなことで、もがいていた矢先です。

運が良いことに、私は、本物の食や食材のことを教えてくれる人々に、多く出会うことができたのです。ご縁というのは不思議なものです。今思えば、まさにこの頃が私たちの運命の分かれ道だったと思いますし、食材の卸会社としての使命や道徳心も問われていたのだと思います。

私にとって、あの時期に学んだ食品の裏側で行われていた事実の数々は、驚愕の連続でした。そうした食品の実態を知ったからこそ、「間違った食品が世界中に流れている！」というのが世界や日本のスタンダードになっていることに初めて気づかされたのです。そして、以前から不思議に思っていたことがだんだんと理解できるようになりました。まさに、私の周りに病気になった人が多いのも、納得できる内容だったのです。

〈食と健康の関係〉を真剣に調べていくと、「健康に良い」と言われている野菜やお米が、実は性能の凄い化学物質や農薬に汚染され、畜産物、養殖魚類に至っては成長ホルモン、抗生物質浸けの状況で、添加物まみれの食品加工物であったことが分かったのです。まるで食品のほとんどが身体を良くするものというよりは、ずばり工業製品なのです。

戦後、人口が爆発的に増加し、生活スタイルも都市化して、働く時間も長くなり、働く人も増えたため、大量生産、そして価格競争の到来で、こうした保存が利く食品加工技術を含めての工業製品化は仕方がないという見方もできます。

しかし、医療費が国家予算の半分近くまでに増加している日本において、そろそろ消費者である私たち国民が〈食と健康の密接な関係〉に気づかないといけないのではないでしょうか？

◉あなたの脳は、何でできていますか？

私たちの脳細胞は決してＩＣチップでできているわけではありません。口に入れる食品や水分でできています。私たちの脳には、重要な間脳視床下部という部分があります。ここは免疫力を司ります。

現代は、その免疫力が心身共に低下し、病気になったり、アトピーや喘息になったり、精神を病んだりする方が多くなっていると思います。その原因の一つは、食が昔のように良くないからなのです。

私たち人間は、頭と身体が資本です。特に、会社の経営者などのリーダーは健康でなければいけません。健康とは、元気の気を知り、気を元に戻すことです。

この「気」という文字は、つい最近までは「氣」と書いていました。「メ」という字ではなく「米」という字が入っていたのです。

本文でも書いたように、世界中の宗教が、食にうるさい理由の一つは、脳細胞を含め身体のすべての細胞をつくっているのが〈食〉だからです。

あの坂本龍馬が江戸～長崎間4万キロ以上を歩けたのも、頑丈な身体と気力が充実していたからです。頑丈な身体と気力が生まれるのは、自然界の贈り物としての食品があるからなのです。

昔の人は、主食のお米こそ我々日本人の気（氣）の根源である、と示していたのではないでしょうか。その証拠は、「和」という文字にも表されています。我々日本人は、稲（禾）を食べる（口）民族というわけです。

しかし、現代の食生活や環境、文化がかつての様式から大きく変化し、生鮮野菜や肉、魚を買ってきて調理するというだけではなく、加工食品が一般家庭に普及するようになりました。惣菜や調理済みの食材も広く利用されています。食品が人の口に入る経路が多様化しているので、食品の安全性を確保することは以前に比べると複雑で難しい問題となってきています。

食の安全の確保のために必要な仕組み・取り組みとしては、有毒物質の評価・管理などといった、事前のリスク管理を行うことが重要ですよね。

◉お米の匂いがきっかけで、農業を始める！

ここで、少し「お米」のことについて、質問します。

「あなたは、2〜3日経った炊飯器のご飯が、黄色く変色し、少し蒸れたような匂いがしたという経験はありませんか？」

以前の私なら、ご飯はそうなるのが当たり前だと思っていました。しかし、黄色く蒸れた匂いには、ある理由があったのです。

第一の原因はみなさんも知っての通り、合理的かつ大量に米を生産するために行われる、雑草や害虫を駆除するための「農薬の過剰散布」です。

第二の原因は、土の栄養として撒かれる「化学肥料」です。

第一の原因である最近の農薬は、以前のそれと違って精度も高く、雑草や害虫、病気の徹底的な駆除・完全予防策として、大量に、しかも永年にわたって散布し続けています。

数年前に熊本県で、農薬自殺を図った方が大学病院に運ばれ開腹手術した瞬間、医師や看護師がバタバタと倒れたというニュースが報道されました。そのくらい農薬というものは猛毒ですから、散布する農家も命がけです。海外では、単に「農薬」ではなく、その袋には「ポイズン（毒）」という言葉と共にドクロマークが表示されています。その農薬の主成分は砒素とダイオキシンです。

第二の原因である化学肥料は、土が痩せないように栄養素として撒かれます。消費者の多くの方々は農薬には敏感ですが、田んぼや畑の栄養素として撒き続けられてきたこの化学肥料にはあまり関心を持ちません。というか、ほとんど知らないわけです。

私自身、こうした理由を知って愕然としたのが6年前でした。これがきっかけで、経験のない農業をやってみようと思ったのです。今では会社のスタッフが有機栽培でお米や玉葱を作ってくれています。

　私が育った子供時代は、田んぼや小川に、メダカやゲンゴロウ、フナなどの水中生物が所狭しとひしめいていました。今の子供たちは、そんな自然をまったくと言っていいほど知りません。

　将来の日本を担う子供たちのために、素敵な食と食材、食文化を残し伝え繋いでいくことが、今生きている我々大人がやらなければいけないことだと確信しています。しかも、大至急やらねばなりません。そんなに時間は残されてはいないような気がします。

　国民の医療費が国家予算の半分近くにまで迫っている現在、それが異常事態であるということに気づき、見直さねばならない時期がそろそろきているように思います。人の生命よりも金を優先する現代資本主義社会のなかで、国家や家庭の未来を考えたとき、そんなに悠長な時間がのこされていないことに気づくはずです。

◉安心で安全な〈食〉を目指して、小さな一歩を！

最近、食材について、「あれはダメ！」「これは食べるな！」と訴える本などが多数出版されていますが、私はそんなことを言うつもりはまったくありません。私自身、何でも楽しく食べています。ただ、なるべく食材の裏側と真実を知ったうえで食べています。

そして、機会があれば少しでもそれらを減らす努力や、なるべく摂取しない方法をとっているのも事実です。たくさん摂取したなと思ったら、自分で排出する努力もしています。

日本には昔から、〈身土不二〉〈医食同源〉〈地産地消〉など、〈食〉に関する素敵な言葉が残っています。何度もお伝えしてきましたが、食という字は「人を良くする」と書きます。百年前の日本は、まさしくその通りだったのでしょう。

では、現代の〈食〉は「人を良くしている」と言えるでしょうか？

戦後70年を経過した現代、社会に病気が蔓延し、子供の発達障害やアレルギー、女性の不妊、そして精神的なうつや自殺など、以前では考えられなかった心身の変調が顕著になってきています。

人は健康に生きるために、呼吸し、食べて、生活を営みます。〈食〉をめぐる問題は、生存にとってもっとも基本的な問題であり、「食は命である」とも表現できます。ですから、安全でない食料が流通する社会は人間存在を根底から危うくするのです。

1年365日、毎日とる食事に、安全なものを望むのは当然ですよね。ところが、食の安全に関する大事件が、洋の東西を問わず後を絶ちません。〈食〉が、昔のように良くないわけなのです。

私は食品の卸を長年やっているため、裏側を見てガッカリすることも多々あり、非常にやるせない気持ちでいっぱいです。

食の安全に関しては、生産・流通・消費のどの一つがつまずいても、深刻な事態を招きます。ですから、生産者、流通業者、生活者のすべてを巻き込んだ問題なのです。

繰り返しますが、将来の日本を担う子供たちのために、素敵な〈食〉と〈食材〉と〈食文化〉を残し伝え繋いでいくことが、今生きている我々がやらなければいけないことだと確信します。しかも、大至急やらねばなりません。

だからこそ、私は中野さんの強い要望もあり、「いのちのたべもの」という会員制の食の販売を3年前から手がけるようになりました。詳しくは174ページ以下の資料をご覧いただくとして、「食は命である」からこそ、食をつくる生産者と食材を厳選し、生活者の方々へ安全で美味しいものを直接、お届けしたいとの思いで一歩を踏み出したプロジェクトです。

もし、あなたが生産者であれば、ぜひ私たちに力を貸してください。一緒に全国のみなさんへ、安全で美味しい食材を提供していきましょう！　もし、あなたが生活者であれば、ぜひ私たちの「いのちのたべもの」を一度試してみてください。あなたの笑顔をみたいので……。

２０１５年2月

食のプロファイラー　渡邉　郁

②鹿児島黒豚・さくらこちゃん

生産者が血の滲むような努力でつくりあげた幻の鹿児島黒豚。少量生産のため、著者が３年間にわたって交渉し、やっとラインナップできた。

③ぶどう・トマトベリー

60種類以上のミネラルの入った電子有機肥料を使用。素材の味わいを大切にしつつ、後味がよく、エグミや苦みを消したトマトの栽培に成功。

④有機米

西日本畜産が独自に生産を始めたオーガニック米。化学肥料や除草剤を一切使用せず、地中の微生物の力を借り育て上げている。

⑤電子油

昔ながらの圧搾法で作った、もしくは電子チャージを１週間以上付加することで、酸化防止のためのシリコンを中和した食用油。長持ちするだけではなく、使用した方々が胸やけなどもしなくなったと評判。

◉西日本畜産ホームページ　http://www.nishichiku.co.jp

◉いのちのたべものホームページ
http://www.inochinotabemono.jp/

◉いのちのたべものフェイスブック
https://www.facebook.com/inochinotabemono

資料：「いのちのたべもの」とは……

「食の安全」の追求と「未来の食の創造」をめざし、著者の一人、渡邉郁が経営する西日本畜産株式会社の取り組む通販システム。

きっかけとなったのは、本文でも触れているが、著者の父親のがんと娘のアトピー。「食肉卸業を経営するかたわら一家の主でもある私は、自分自身の健康、社員の健康、そして何より『自分の子どもたちにも安心して食べさせられる食品』を探して、全国各地のさまざまな生産者さんを訪ねました」と言う。

そして出合ったのが、「電子チャージ」という技術だった。その発生装置を使って、水、原料、有機飼料、有機肥料などに電子を付加すると、素材の味が引き立ち、臭みが消え、甘味などが増すのだ。「初めは半信半疑だった私自身が、実際に体験して実感しました」（渡邉）。

日本で開発された技術でありながら、日本より海外で高い評価を得ているという電子チャージ。大量生産の時代、決して効率的とはいえないが、「未来の子どもたちのために、食のあり方を追求し続けます」と宣言する著者は、さらに取り組みを推し進めている。

「いのちのたべもの」で扱われている主な商品
（会員制定期購入）

①康卵・えびの鶏

電子チャージ・システムの導入によって、飼料や原料の残留農薬など有害物質の除去に成功、健康な鶏の飼育によって誕生。

渡邉郁VS中野博　ミニ対談

食品の裏側、怖い話をお教えします！

中野　渡邉さんが、食について本気になったのは、ある焼き肉チェーンから危険な肉を納品せよ！　と言われた事件がきっかけの一つでしたよね。肉が大好きな方が多い反面、肉を毛嫌いする人もいます。肉のプロとしては、どうみていますか？

渡邉　確かに、日本では肉についてはいろんな意見（菜食派・肉食派）があります。しかし、最近は赤身の肉に関しては、健康に良いという見解が多くなってきており、それに関する書籍なども増えてきました。

身近な事例では、私の叔父が先日86歳で天寿を全うしたのですが、彼の食生活は完全肉食でした。叔父は毎日、主食には肉しか食べなかったそうです。

30年ほど前になりますが、父が生前、ロス在住時に脳溢血で倒れたことがあり、迎えに行ったことがあります。当然、父は絶対安静の重病ですのでＩＣＵに入っていました。奇跡的に持ち直したのですが、びっくりしたのは出された食事でした。なんと脳溢血の重病患者にステーキの赤身肉が初日から出たのです！　しかもビッグサイズで！（笑）私も母も心配になって、その赤みのステーキの食事について直接ドクターに聞きました。返ってきた答えが、「お前たちはどうかしている」というお叱りの言葉。つまり、破れた脳血管を急遽再生するには肉しかない、というわけです。いや〜もう、びっくりしました。

中野　それは衝撃的な話ですね！　病院食だと、イメージとしては消化の良いものとか、野菜中心のメニューとかを想像しますよね。でも、私たちが今回の本を書き上げるまでに取材したり、調べてきたりしたことから言うと、「肉は身体をつくるから、高齢者は特に食べなさい！」ということになり、インパクトありますよね。

渡邉　２０１４年7月26日にＮＨＫの教育番組で「団塊スタイル・選『長寿の秘訣は肉食にあり』」が放送されました。昔ではあり得ないことですよね。……そうそう、年齢を重ねてもなお活躍している著名人でいえば、聖路加国際病院理事長の日野原重明先生（１００歳）がステーキ好きなことが知られています。作家の瀬戸内寂聴さん（90歳）などもよく肉を食べるとか。

中野　なるほど！　生涯現役や健康長寿と肉食は密接な関係がありそうですが、何か根拠はあるのでしょうか？

渡邉　例えば、肉食と健康について研究を重ねている桜美林大学大学院老齢学の柴田博教授は、こう言っています。

「私の研究でも、１００歳以上の長寿者は肉をよく食べています。肉が健康長寿に不可欠というと、『コレステロール値が高くて』と敬遠する人がいます。食品において、コレステロールが目の敵にされている傾向が強いですね。しかし、コレステロールは、細胞の素材となりホルモンの源になるなど、必要不可欠なものなのです。欧米諸国のように、血中コレステロール値が高く、心筋梗塞などの死亡率が日本の5～7倍も高い国々でコレステロールが悪者扱いされるのは分かりますが、日本ではその必要はありません。まず、日本はコレステロールの摂取量が欧米諸国に比べて低いというデータもありますし、死亡率の第一の原因ががんだから。ちなみに、がんはコレステロール値の低い人に多いことが分かっている病気です」

つまり、肉を食べると、身体に必要なアミノ酸が補われて、血管が丈夫になるというのです。私の父がロサンゼルスで脳溢血で倒れて入院中に出されたのが赤みの肉ということも、これで理解できるのではないでしょうか？　多くの誤解があるかもしれませんが、肉にある栄養により、脳卒中のリスクが減り、動脈硬化、糖尿病、高血圧症、心臓病、うつ病、貧血なども予防できると、私はプロや学者の先生方に学んできて、そう考えています。

中野　私は子供の頃、肉が苦手で、特に学校給食の肉は食べられなかったのです。ところが、20代のはじめに南米を旅して、アルゼンチンで食べた牛肉で肉に目覚めてしまいました。やはり、良い肉は本当に美味しいですからね。ところで、プロとして、肉についてもう少し教えていただけますか？

渡邉　肉には良質なタンパク質が豊富に含まれています。良質とは、私たちが身体でつくることができない必須アミノ酸をバランスよく含んでいるということです。人間の身体に最も大切な栄養素であるタンパク質は、約20種類のアミノ酸からできています。そのうち9種類は体内ではつくることができず、食べ物から摂る必要があります。この9種類が、「必須アミノ酸」と呼ばれるものです。これは学者の先生に教えていただいた話ですが、必須アミノ酸がすべてそろった食品を100点とし、アミノ酸のバランスを見るのを「アミノ酸スコア」というそうですが、肉をはじめ、卵、魚などの動物性食品は100点満点で、あのWHO（世界保健機関）もそう定義しています。そもそも、穀類や野菜などからだけでは、タンパク質は摂れませんからね。

中野 天下のWHO（世界保健機関）ですから、その評価は信用できますね！ところで、肉の種類や調理法によっても、違いがあるのではないでしょうか?

渡邉 確かに欧米型の肉を使った食事には高脂肪のものが多く、フライドチキンやハンバーガーはその代表格です。肉に含まれる脂肪の量は一定ではありません。いわゆる「霜降り肉」のように、脂肪分が多く含まれているお肉もあります。しかし、赤身の肉を適正量食べている限り、脂肪過多になったりコレステロールが高くなったりすることはありません。

よく、大豆などの植物性タンパク質が健康に良いといわれますが、アミノ酸のバランス（アミノ酸スコア）という点では、動物性タンパク質のほうが優れています。タンパク質は筋肉や臓器などをつくる材料になります。つまり、「身体そのものをつくる」という点でも、動物性タンパク質は優れているのです。

中野　私は10年以上にわたり、〈食〉について多くの先生方に学び、５００冊を超える本を読んできました。そして、「食べ物」を選択するって本当に難しいものだなって感じたのですが、渡邉さんはどのようなものを食べればいいと考えていますか？

渡邉　ずばり〈食財〉です。〈食財〉とは、身体や脳に有益で、健康な身体をつくる食品です。私はある方からこのようなことを学びました。それは、「しょくざい」の四つのレベルです。「食財」の次が「食材」で、これはエネルギーを得るための食。次が「食在」といって、ただ生産をされるだけの食（笑）。それで、危険なのが「食罪」。つまり、病気を引き起こす食品のことです。こうした意識を常に持って食べものを調達されてみてはいかがでしょうか？　もちろん、これだけ食べていれば大丈夫、という食べ物はありません。食事はみんなで楽しく、バランスよくが理想。そういった食生活を続けることが大切なのです。

中野　バランス良く、楽しく！　ですよね（笑）。その点、今回私たち二人が2年以上の歳月をかけた結果がこの本ですが、読者の方のために、本文では触れなかったテーマについて、少し話を変えていいですか？

渡邉　はい、あの話ですね。

中野　人の人生が変わるときには、大きな出会いがありますよね。私が渡邉さんと出会って、一番変わったのは、麺類をあまり食べなくなったことです（苦笑）。あの夕食時の際の衝撃的な話は、今でも忘れません。この本を読んでいるみなさんにも、ぜひコッソリと教えていただけませんか？　大量に市販されている麺類とか、飲食店でよく使われている麺類には、何が入っているのか？

渡邉　そうですね。あのときの中野さんのショックを受けた顔を思い出すと、ここでお話をしていいのかどうかためらいますが、せっかくこの本を読んでくださる読者の健康を考えると、あえて言った方がいいですよね。

中野　ぜひぜひ！　すべての麺類が悪いわけではなく、手打ち蕎麦とか手打ちうどんなど、安全な麺類も多くあるわけですから。どんな麺類が悪いのか、さらには麺類以外にも世の中に大量に流通している食材には、どんな危険なものが入っているのか？　ぜひ、プロのアドバイスをお願いします！

渡邉　まず、麺類の旨味の基準の一つに「腰の強さ」が挙げられます。その腰の強さは、小麦粉を水で練るときに発酵して生じるタンパク質の一種、グルテンが左右します。ところが、大量生産するために化学肥料や農薬に頼ってしまった小麦粉を使用すると発酵しにくいため、グルテンが働かずに腰の強さを出すことができません。そこで登場するのが「シリコン」なのです。極論を言えば、プラスチックを食品に入れて腰の強さを出しているようなものなのです。

中野　そうなんですよね！　あの「シリコン」が麺類の腰を強くしていると聞いた瞬間、もうショックで！　「道理で、最近の麺類はシコシコして美味しいはず！」と変に納得しましたからね。そう言えば、シャンプーにもシリコンが使われていたんですよね。だから、安全志向の現在では「ノンシリコンシャンプー」とか、「シリコンフリー」という言葉が多く使われるようになったんですよね。そもそも、シリコンとはどんなもので、なぜ使われるようになったんですか？

渡邉　シリコンとは、シロキサン結合を骨格とした高分子有機化合物（ポリマー）の総称で、食品には消泡剤の目的で添加されることが多いのです。ポリジメチルシロキサンという化学物質は防腐剤の一種として使われているんですよ。そのシリコンが驚くことに、いろんな食品に入っていることが分かってしまったのです。これこそが、私がプロとして食の裏側を知り、ショックと同時に怒りに似た感情が湧き出た瞬間でした。

最近のＴＶＣＭを見ても分かる通り、シリコンフリーのシャンプーが女性の間で流行っていますが、私は今まで、シャンプーにシリコンが入っていることをまったく知りませんでした。逆に、このＴＶＣＭのおかげで、シャンプーにはシリコンが入っていたのだと初めて知った次第です。私の推測ですが、髪のツヤを出すためかもしれませんね。もしかすると、シリコンに代わる何かが開発されて、必要なくなったのであえてフリーということになったのかもしれません。シャンプーは口から入るものではありませんが、地肌から入るので、口から入る食品同様に危険ですからね。

しかし、直接口から入る食品はなぜ、シリコンの話がされないのでしょうか。シャンプーのように販売促進するのならば、「これはシリコンフリーの食品ですよ！　みなさん」と、なぜ業界が言わないのか不思議でなりません。それどころか、食品のシリコンは世間ではまったく語られることがありません。食品（業界）の不思議さでもあります。

中野　シャンプーの艶出しと麺類の腰を強くする、何かイメージですが、似ていますね。麺類以外にもありますか？　怖いけど、教えてください。

渡邉　それでは、どのような食品にシリコンが入っているか、ご紹介しますね。すべてがそうではありませんが、主な食品としては、豆腐（製造時の大豆を搾った液体の煮沸時）、ジャム（製造時、煮詰めるときに添加）、舌触りを滑らかにするためにアイスクリーム、あんこ、杏仁豆腐、枝豆豆腐、ゼリー、玉子豆腐、茶碗蒸し、ゴマ豆腐、ピーナッツ豆腐、プリン類、羊羹、ワイン、煮豆、水産物、澱粉、発酵乳、充填豆、ジュース、焼酎やウイスキー（発酵後の蒸留時に使用）、マーガリンや缶コーヒーなどの各種飲料など。そのほかにも、カップ麺や袋麺を製造するときに一度、麺を茹でますが、これが煮こぼれないように使用しているといいます。法律上は、残らないから表記不要とされてはいますが、実際の製造現場で適切に取り扱われているかが不安です。

中野　そもそも、どういう経緯でシリコンが使われるようになったんですか？　プロだから知り得た話とは？

渡邉　業務用の一斗缶で入荷してくる食用油の缶自体には、はっきりと「シリコーン」と記載されています（家庭用食用油には、表記義務がないのか表記されていません）。それも「シリコン」ではなく、わざわざ「シリコーン」と。「防腐剤」と書いたら、誰も食べたり飲んだりしませんからね。まるでトウモロコシの「コーン」を思わせるような記載の仕方です。

そこで、食用油にシリコンが入っている理由を調べてみました。油は昔ながらの製法ですと、植物から圧搾しぼり抽出します。しかし、その搾り方では約25％程度しか油が採れません。最近では化学精製法として、ヘキサンという硫酸溶剤を使って100％搾り取る方法が主流です。その後、溶剤や不純物を除くときに油が酸化しないように混入されるのが「シリコーン」です。よく油物を食べたら胸焼けするとか、揚げ物が冷めたらべターッとして美味しくなくなると言いますが、それは残留シリコンに原因があるのです。せっかくのオーガニックで作られたオリーブオイルなどは、搾り方を調べて購入しないと意味ありませんね。

中野　私たちが食後にムカムカしたり、何となく食後に気分が悪くなったりするのは、やはり理由があるんですよね。ちなみに、シリコンは体内からは出ないんですか？　つまり、デトックスできますか？

渡邉　そもそもシリコンは自然界のものではないため（極論すると、プラスチックですから）、いったん身体に入ると、年々蓄積されていきます。まだ確証はありませんが、昨今若年者の方々にがんや成人病が多いのは、このシリコンが関係しているのかもしれないと考えています。こうなると、知るべきことを知って、自分の身体は自分で守らないと、誰も守ってくれません。多くの食品群は見た目が同じでも、昔と違って、自然な有機製品（ＪＡＳ）ではなく工業製品（ＪＩＳ）なのだという認識を、みなさんには持っていただきたいと思います。あなたを守るのは、あなた自身ですから。

中野　こうした話を聞くと、多くの方々がショックを受けると思いますし、シリコンだけではなく、他の添加物や危険なものがあるのではないか、と。その結果、食べるものがないじゃないか、ということになりかねません。

渡邉　まともな食べ物がないじゃないか！　とお叱りを受けるかもしれませんが、残念ながら事実はそうなのです。しかし、まずは現状を知ることだと思います。知った上で、摂取するかしないか、また摂取したらどのようにデトックスするかを考えねばなりません。

中野　食の裏側を知り抜いた渡邉さんから見て、食品メーカーは悪者ですか？

渡邉　いいえ。確かに薬漬けの食品が多いのは事実ですが、ある意味ではこれは必要悪だったと思います。大量生産と価格破壊、そして長期保存による結果ですから。誰が悪いというのはありません。ただ、そろそろ気づいて、メーカーも販売者も消費者も何か早急に手を打たないと、医療費がまだまだ増えるような気がします。私たち国民が真剣に議論して、〈食の改革〉を行う時期にあるのではないでしょうか。

中野　食品だけで大丈夫でしょうか？　私たちが〈仕入れ〉るのは、酸素以外に食と水（水分含め）ですが、水はいかがでしょうか？

渡邉　戦後70年間にわたって化学肥料と農薬を継続的に散布してきたことで、地下水が汚染されています。硝酸態窒素が汚染の原因です。硝酸態窒素は強力な発がん物質といわれています。そのほか、老化現象に見られる身体の酸化、糖尿病、酸素欠乏症、生殖機能障害など、多くの病気の原因にもなっていると言われています。地下水が汚染されていることで、最近の野菜にも多く含まれ、多量に人間が摂取していると思われます。

そのほか、水質汚染として塩素の害も挙げられます。これは、強力な発がん物質で、シャワー、プール、ウォシュレットは水を飲むより危ないと言われるほどです。また、塩素を含んだ水道水は、老化促進や金魚を直入れすると死ぬことは有名ですが、皮膚の荒れや脱毛など多くの成人病にも関係していると言われています。

中野　まるで、ダメよ〜ダメダメ！（笑）で、安全神話の日本はもう昔話のようですね。世の中にはさまざまな食べものが出回っていますが、いったい私たちはどうしたらいいでしょうか？

渡邉　もちろん危険なものがたくさんあることは事実です。しかし、あれもこれもダメとか食べたら危険とか、また野菜だけとか、肉だけしか食べないというのは、すごくおかしいことだと思います。せっかく生まれてきたのですから、楽しく何でもバランスよく食べ、幸せな気分になることが一番重要だと思っています。特に、食べるときに生き物に感謝し、「美味しくなーれ！」とか、「体に安全な食品になーれ！」とか言って、〈氣〉を入れることが重要なのです。そして、食べ残しがないようにしっかりと食べることです。それが生き物への感謝の印です。

中野 まさに、「病は気から」ですね。これから、食べるときには、〈氣〉を入れて頂きます。では、〈仕入れ〉の段階、つまり食品購入時にはどんなことに気をつければいいでしょうか？

渡邉 特に、加工品等は購入時に必ず裏側の成分表示を見る癖をつけることです。本物は素材だけしか表記されていません。その他書ききれないくらい書かれていたら、それだけ化学物質が多いということです。油に関しては、オーガニックな素材はもちろんのこと、どのようにして絞ったかを確認することです。昔ながらの圧搾絞りがおすすめです。

中野 ありがとうございます！　最後に「いのちのたべもの」の通販を始めたきっ

かけは。

渡邉　それは中野さんが強く、私にお願いされたからですが（笑）。ま、それがきっかけとなり、真剣に生産者で素晴らしい方を探しました。多くの方との出会いや紹介のお陰です。また、中野さんはじめ全国から九州に視察に来られ、農家や養鶏家などを巡った結果、少人数の仲間たちが、「抗生物質のない卵や、化学肥料や農薬を使用しない野菜や果物、お米や玄米が欲しい！」というリクエストをいただき、スタートしました。今では抗生物質や成長ホルモン不投与の牛肉をはじめ、納豆や発酵した味噌、醤油、パンやお菓子なども送れるように商品が揃ってきました。

中野　そうでしたね！　私のために「いのちのたべもの」を集めて送ってください！　と懇願しましたから（笑）。それが、今では１００人規模にまで広がってきて、安定して、美味しいものを毎月送っていただき、深く感謝しております。ありがとうございます。

渡邉　中野さん、どんどんこの輪を広げていきたいですね！　読者のみなさん、ぜひ一度お試しください。

謝辞

最後まで、本書を読んでいただき、有難うございました。

「人はなぜ食べるのか？」について、あなたなりに考えていただき、何か実践していただけることが、私たちの願いです。ぜひ、〈食べる〉ことを通じて、世の中を楽しく、いっしょに明るくしていきたいですね！

私たちは「信和義塾大學校」での講義や各地域での講演活動、さらには「いのちのたべもの」プロジェクトを通して、世の中に貢献したい！　と考えていますので、あなたもぜひ、参加しませんか？

本書の出版実現にあたり、数多くの示唆と気づきを与えていただきました世の中のすべての方たち。「いのちのたべもの」プロジェクトに関わるすべてのみなさま。〈食卓縁起〉でご縁をいただいているすべてのみなさま。いつもありがとうございます！

「帝王學講座」を通じて、日本の心や地球意識、食卓縁起など深い学びを与えてくださる徳山暉純先生には、今回の書籍においても、多大なるご指導を受けました。ありがとうございます！

「信和義塾大學校」の第2弾として、本書の編集担当をしていただき、最後まで本書の内容に関して明確かつ丁寧なご指導をしていただきました現代書林の松島一樹様、石田弘見様にもお礼を申し上げます。

最後に、私たちに酸素や光や水など大自然の恵みを与えてくれる地球に、深く感謝いたします。有難うございます！

中野　博
渡邉　郁

◆参考文献

『無双原理・易――マクロビオティックの原点』桜沢如一（サンマーク出版）
『久司道夫のマクロビオティック入門』久司道夫（東洋経済新報社）
『日本料理の基礎観念』北大路魯山人（青空文庫・Kindle 版）
『美食と人生』北大路魯山人（青空文庫・Kindle 版）
『医食同源』アンドルー・ワイル（角川書店）
『人はなぜ治るのか』アンドルー・ワイル（日本教文社）
『医者に殺されない 47 の心得』近藤誠（アスコム）
『長寿の道しるべ』日野原重明（中央公論社）
『なぜ「牛乳」は体に悪いのか』フランク・オスキー（東洋経済新報社）
『コンビニ食と脳科学』加藤直美（祥伝社）
『甘いものは脳に悪い』笠井奈津子（幻冬舎）
『英国一家、日本を食べる』ブース・マイケル（亜紀書房）
『米国人一家、おいしい東京を食べ尽くす』マシュー・アムスター＝バートン（エクスナレッジ）
『外国人だけが知っている美しい日本――スイス人の私が愛する人と街と自然』シャウエッカー・ステファン（大和書房）
『なぜ和食は世界一なのか』永山久夫（朝日新書）
『からだによく効くごはん――食べもののチカラと医食同源のレシピ』永山久夫（池田書店）
『日本人は何を食べてきたのか』永山久夫（青春出版社）
『永山久夫の食の健康手帖――食べて健康になる 199 の法則』永山久夫（マーブルブックス）
『大江戸食べもの歳時記』永山久夫著（新潮文庫）
『食と日本人の知恵』小泉武夫（岩波現代文庫）
『すごい和食』小泉武夫（ベストセラーズ）

参考文献

『猟師の肉は腐らない』小泉武夫（新潮社）
『発酵食品礼讃』小泉武夫（文藝春秋）
『カラダ「毒抜き」革命——デトックス決定版 気と血の流れをよくすれば、病気は治る！』石原結實（青春出版社）
『「医者いらず」の食べ物事典』石原結實（PHP 文庫）
『石原結實のダイエット食堂 31 日——体を温めて代謝をよくする特選レシピ』石原結實（海竜社）
『和食とはなにか——旨みの文化をさぐる 』原田信男（角川ソフィア文庫）
『日本人はなにを食べてきたか』原田信男（角川ソフィア文庫）
『毒を出す食、ためる食——食べてカラダをキレイにする 40 の法則』蓮村誠（PHP 文庫）
『からだの毒をきれいに出す食べ物百科』蓮村誠（三笠書房）
『日本人の 9 割は冷えている——免疫力、消化力、寿命を左右する〈冷え〉』蓮村誠（新潮社）
『病気にならない「白湯」健康法』蓮村誠（PHP 文庫）
『食べるな、危険！』日本子孫基金（講談社）
『新・食べるな、危険！』食品と暮らしの安全基金、小若順一（講談社）
『番茶・ゴマ・海苔・味噌——和食の底力』船瀬俊介（花伝社）
『クスリは飲んではいけない!? 』船瀬俊介　（徳間文庫）
『3 日食べなきゃ、7 割治る！』船瀬俊介（三五館）
『食品の裏側——みんな大好きな食品添加物』安部司（東洋経済新報社）
『知っておきたい「食」の日本史 』宮崎正勝（角川ソフィア文庫）
『病気にならない生き①②③』新谷弘美（サンマーク出版）
『免疫力を高める生き方』新谷弘美（マガジンハウス）
『美人はコレを食べている』木下あおい（大和書房）
『タニタとつくる美人の習慣』株式会社タニタ、細川モモ（講談社）
『細胞から健康になる魔法』勝田小百合（ちくま文庫）

『細胞から元気になる食事』山田豊文（新潮文庫）
『太らないのは、どっち！？』安中千絵（青春新書プレイブックス）
『体を壊す 10 大食品添加物 』渡辺雄二（幻冬舎新書）
『食べるなら、どっち！？——不安食品見極めガイド』渡辺雄二著（サンクチュアリ出版）
『食と文化の謎』マーヴィン・ハリス（岩波現代文庫）
『新釈養生訓——日本人が伝えてきた予防健康法』貝原益軒（PHP）
『養生訓——病気にならない 98 の習慣』 周東寛（日経プレミアムシリーズ）
『永久保存レシピ 一流料理長の和食宝典——私たちへ 300 レシピの贈り物』（別冊家庭画報）
『完全理解 日本料理の基礎技術』野崎洋光著（柴田書店）
『統合医療の考え方、活かし方』小池弘人（中央アート出版社）
『葬られた「第二のマクガバン報告」上——「動物タンパク神話」の崩壊とチャイナ・プロジェクト』T・コリン・キャンベル、トーマス・M・キャンベル（グスコー出版）
『葬られた「第二のマクガバン報告」中——あらゆる生活習慣病を改善する「人間と食の原則」』T・コリン・キャンベル、トーマス・M・キャンベル（グスコー出版）
『葬られた「第二のマクガバン報告」下——政界・医学界・食品医薬品業が犯した「情報黙殺」の大罪』T・コリン・キャンベル、トーマス・M・キャンベル（グスコー出版）
『肉食のすすめ』柴田博（経済界）
『肉の効能』鈴木敏朗（東京農業大学）
「地球交響曲（ガイアシンフォニー）」DVD ①〜⑦ 龍村仁監督（龍村事務所）

海外文献

『Health and Healing —— Understanding Conventional and Alternative Medicine』 Andrew Weil,M.D
『EATING WELL FOR OPTIMUM HEALTH』 Andrew Weil,M.D
『THE　CHINA　STUDY』T.Colin Campbell,Ph.D, Thomas M.Campbell Junior
『World Health —— Organization.Technical Report Series)』
『National Center For Health Statistics』

著者プロフィール

生活環境ジャーナリスト

中野 博（なかの・ひろし）

エコライフ研究所所長、信和義塾大學校創設者、一般財団法人グリーンジャパン理事長。
日本各地域、世界各地域を常に取材し続け、これまでに取材件数は2,280社以上、訪問取材した市町村は390以上。今回の「食」のテーマに関連した書籍を500冊以上読み、取材にあたった企業や個人は800人を超える。
2011年より、新しい時代を創る現代寺子屋タイプの「信和義塾大學校」を世界各地（現在10校）で開校し、次代を担う若者から現役の経営者や政治家の指導にあたる。講演会は2,500回を超え、テーマは環境、生活、教育、哲学、表現力養成講座等幅広い分野にわたる。著書は『新車は化学物質で汚染されている』（現代書林）、『家づくりの教科書』（東京書籍）、『天然素材でつくる健康住宅』（日本実業出版社）、『こんなエコ商品が欲しい』（東洋経済新報社）、『あなたの夢を叶えるビタミンH』（マガジンハウス）など26冊。
早稲田大学商学部卒、ハーバード大学院及びノースウエスタン大学院にて経営学を学ぶ。愛知県出身。
信和義塾環境学部エコライフ研究所　http://www.ecohouse.ne.jp/
信和義塾元気学部和魂洋才サイト　http://wakon.tv/
信和義塾事務局（ゴクー）　http://www.gocoo.info/

食のプロファイラー

渡邉 郁（わたなべ・かおる）

食の裏側を知るプロとして、その安全な流通などの啓蒙活動をする食の教育者。NPO法人オーガニック九州理事、信和義塾大學校講師。

九州で食品の卸販売を約30年間経営する間に、家族や社員が若くして病気になった経緯から、食と健康の関係について疑問を持ち、九州中の農家など生産者をめぐり本物の食材の本質を学ぶ。「食」のプロとしてアメリカの食の視察団に参加し、安全な食材と水の研究報告をしている。遺伝子組み換え食品反対運動をし、発酵食品としてのお肉のドライエージングに取り組む。

食肉食品卸売会社を自らも経営しつつ、飲食業、中食業も経験し、社員の人財育成やお客様支援のサポートにも力を注ぐ。さらに、地元で日本を元気にするため、社員や主婦らに対して「氣」の学問と食の本質を教える活動を始める。

ヒポクラテスの「食で治せないものは医でも治せない」の名言に感銘を受け、卸業のかたわら化学物質や農薬を使わない昔ながらの農法で自らもお米や玉ねぎ等の作物を作り、本物の食材の販売を始める。現在では抗生物質や成長ホルモンを投与しない牛肉・豚肉の開発・生産・販売にも携わりつつ、九州各地の生産者とオーガニック農産物の研究・生産・販売等や食育などの教育にも力を注ぐ。「いのちのたべもの」（会員制）を個人会員に通販して3年。

大分県生まれ。法政大学経済学部卒業。

「いのちのたべもの」http://www.inochinotabemono.jp/

西日本畜産　http://www.nishichiku.co.jp

人《ひと》はなぜ食《た》べるのか？
食《た》べ方《かた》を変《か》えれば、健康《けんこう》になる！　人生《じんせい》が変《か》わる！

2015年　3月17日　初版第1刷
2015年　3月20日　　　第2刷

著　者――――――――中野《なかの》　博《ひろし》　　渡邉《わたなべ》　郁《かおる》
発行者――――――――坂本桂一
発行所――――――――現代書林
〒162-0053　東京都新宿区原町3-61　桂ビル
TEL／代表　03(3205)8384
振替00140-7-42905
http://www.gendaishorin.co.jp/

デザイン――――――――吉崎広明（ベルソグラフィック）
本文イラスト――――――――©エコライフ研究所

印刷・製本　広研印刷㈱
定価はカバーに表示してあります。
万一、落丁・乱丁のある場合は購入書店名を明記の上、小社営業部までお送りください。送料は小社負担でお取り替え致します。

ISBN978-4-7745-1512-0　C0077